遇見在生命轉折處

Nursing Companionship From Birth To Death

從出生到臨終關懷的護理陪伴

花蓮慈濟醫學中心護理部主任
鍾惠君——總策畫

花蓮慈濟醫學中心
護理團隊——合著

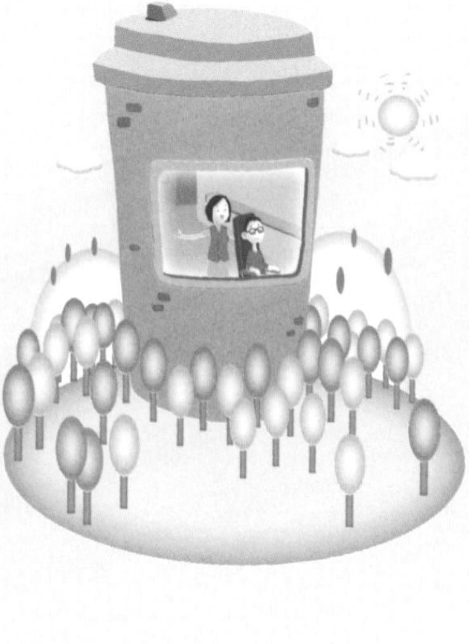

原水文化

PART 1

【新生兒～幼兒】0～3歲

新生兒加護病房•小兒科•手術室•產房•嬰兒室

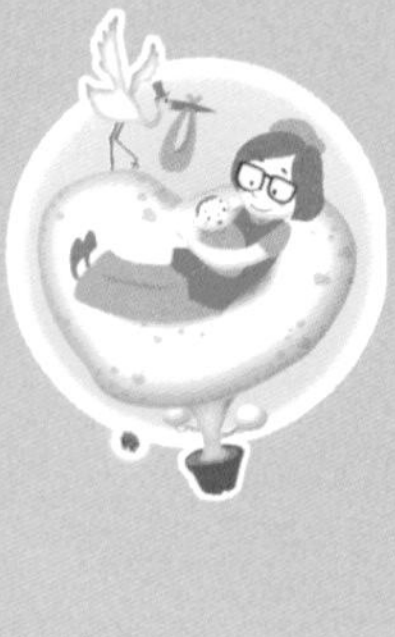

目錄
CONTENTS

PART 2

【幼兒～青少年】
3～20歲

小兒科・整形外科・神經外科

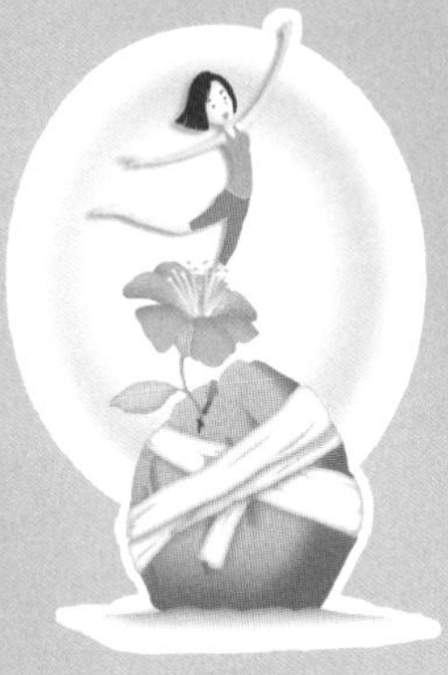

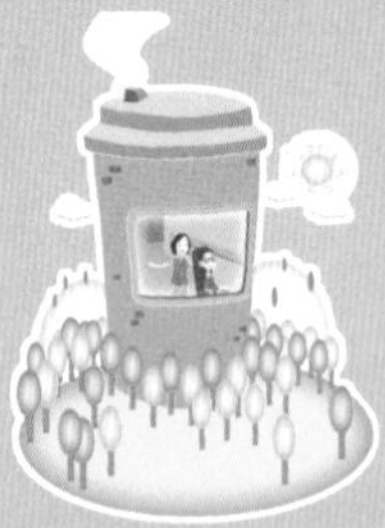

PART 3

【成年】21～65歲

神經內外科‧復健科‧心臟內科‧婦產科‧胸腔內科‧個案管理師

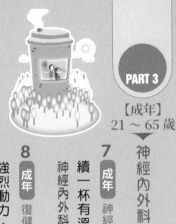

PART 4

【老年】
65 歲及以上

精神科・日間失智照護・緩和醫療科・重症加護內科・安寧緩和療護

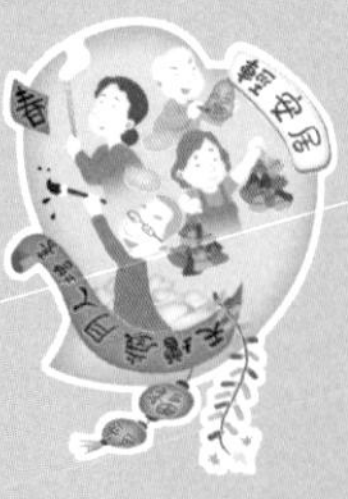

PART 5

【無常】

外科・器官捐贈與移植

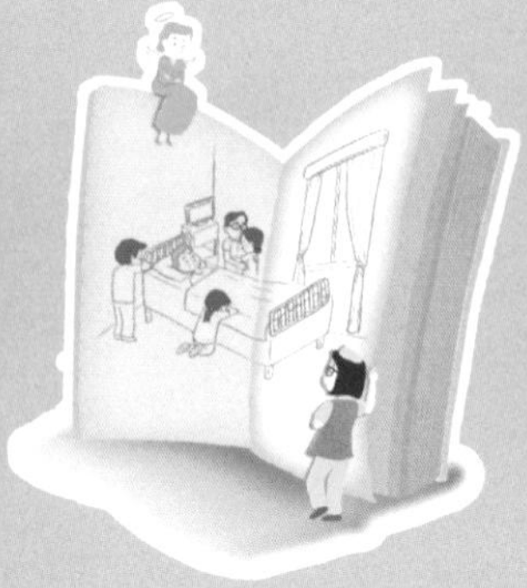

推薦序1

讓更多人看見護理的用心與價值

高靖秋
中華民國護理師護士公會
全聯會理事長暨國策顧問

二〇二〇年全世界共同面臨一個難題，那就是嚴重特殊傳染性肺炎 COVID-19 的疫情，它改變了國與國之間、人與人之間的生活習慣與人際互動，影響無數產業與經濟脈動，大家都說這些改變與影響回不去了！

但有一個專業，有一群人仍然堅守崗位，秉持南丁格爾的誓詞，沒有忘記初衷，一直守護需要照顧的病人或家屬，他們盡力去解除身體的病痛，還有心靈哀傷的撫慰，這群白衣天使不論白天與黑夜，不管週間與假日，一年三百六十五天，一天二十四小時，分布在各個有人需要照護的地方，他們默默做著自己認為應該而微不足道的工作，卻不知道這是多麼不容易的事啊！久病無孝子是世人的感嘆，但這群護理師對這些非親非故的病人與家屬，卻做到視病猶親。

花蓮慈濟醫院護理部長期對於護理專業在各個層面的表現，努力以文字出版來宣傳護理師的工作，讓更多人看到護理的價值，這些文章沒有高深的理論，只有日常照護工作的點滴，但從這些平常中，我們看到感動的故事。這本書中的十五個案例，除了病人與家屬，也帶出十五位護理師的人生故事：有為了不讓嬰兒因為健保制度需要短暫出院再入院奔波，單位護理師輪流帶回家照顧；有擔心新手父母不會照顧腦性麻痺的小孩，私下家訪教導照護技巧；有長達十四年與先天性臍腹裂導致短腸症棄嬰的照護過程中，護理師也讓自己的小孩參與陪伴，讓孩子學習體認自己的健康身體，與家人都在一起生活，是最幸福的事情。

有啟發異國少女病人畫畫的天分，讓她度過難熬的疾病治療過程；鼓勵車禍昏迷少女、及頸椎骨折和神經受損的家庭支柱，重新站起來，樂觀面對逐漸回到正軌的生活；看到病人痊癒或逐步恢復健康，除了替病人和家屬感到高興，也認為是種成就感，讓照護工作變得更有意義。

也有因為疾病的限制，但同理病人小小的願望，縱使要動員很多人力或承擔風險，常常在忙碌的臨床工作中被否決，但還是有一群人，總是秉持以病人為中心的理想，例如：續一杯有溫度的咖啡一文中，護理師希望排除重重障礙，讓帶著呼吸器的病人到醫院對面星巴克喝咖啡。當然臨床工作有苦也有樂，例如：產房工作每一天都有驚喜包，每個新生命的誕生都讓人充滿喜悅，當然偶爾免不了會出現驚險時刻！這時護理師的任務就是幫助產婦渡過險關，例如：「開刀房裡的世界」一文中，新生命就能平安抵達世間。

高齡化社會長期照護的需求，長照機構常常是這些住民最後的家，當生命走到盡頭，「我想要在我自己熟悉的家走完人生的最後一段，不想在醫院一個人孤單地離開……」這是很多長者的希望，因此提供長者在宅善終，也會是未來的顯學；失智症患者增加，也挑戰護理人員的照護技巧，讓忙碌的臨床工作外，還要犧牲休假時間學習新的知識與創新照護模式，如果沒有支持系統難怪年輕人不願意進入這個職場。

醫療人員不是神，我們的能力總有極限，有時也不得不面對生老病死的無奈，只是護理師總是希望即使無法挽回生命，但可以讓病人圓夢，能了無遺憾離開人世間，讓心衰竭病人多活一天是一天，因為多活一天或許就可以等到換心的機會，就能多陪家人的時間。就如陳建皓護理長說的「護理有心，我們好好照護病人，病人和家屬的回饋也會讓我們升起信心，創造自己生命的存在與價值。」

最後，我要感謝所有在護理路上無怨無悔的夥伴，因為您們的付出，讓護理被看見，沒有人說護理工作是容易的，但它值得您投入，以此共勉！

推薦序2

護理工作者需要被更好的尊重與對待

陳靜敏
臺灣護理學會理事長、成功大學
護理系教授、前立法委員

這兩年來因為身分的轉換，擔任不分區立法委員及學會理事長，能為護理代言發聲、為護理人爭取應有的權益及福利；也因此較有機會審思護理專業發展的願景，不論是對內溝通專業發展的視野或是對外遊說投資護理的必要時，我才發現到一個很大的問題，我們一直習以為常，隱身在醫師光芒之後，做為「不被看見的一群人」，長久以來，我們並不習慣於彰顯護理的獨立角色與功能！沒錯，就醫療照顧工作的分工來看，是醫師決定診斷與治療的方向，但，是護理師輪值三班、守在病患身旁、與病人及家屬有著最密切的接觸。

如果說醫師是「救人」的工作，護理師卻是救死扶傷外、更多了全時守護病患敏銳的觀察與柔軟的關懷照護啊！然而，因護理人總是默默地做，多數人不知道護理師到底在忙什麼!?不管是在護理人還是外界人眼中，護理工作內容複雜、繁瑣、強度高，生活作息不規律，醫護與護病關係緊繃、報酬福利待遇差，在臺灣，護理是一個受人尊重、值得投入的行業嗎？

自一九七六年以來，美國蓋洛普（Gallup）公司一直在調查公眾對各種職業的誠實和道德標準的看法，根據民調結果，護理師連續十八年蟬聯被信任度排行榜第一名！那臺灣的護理師呢？為瞭解臺灣民眾及護理師自身對護理職業形象與地位的看法，二〇一九年，中華民國護理師護士公會全聯會與臺灣護理學會會議決議，同步進行民眾的電話訪問與會員的網路問卷調查，結果顯示，不論民眾或會員對護理師的形象皆抱持正面的看法、對護理師的專業能力及知識也非常滿意度、更有超過九成認同護理師對社會有所貢獻。

然而，民眾對護理師的信任度低於護理師們的自我感覺良好、民眾亦嚴重低估護理師不合理的薪資報酬與專業的對待，且不論是民眾或會員版的調查皆發現，越年輕者持負面看法的比例越高，如此可能影響年輕人投入護理工作的意願，長期以往將嚴重影響臺灣醫療環境，值得重視！

本書收錄許多護理師親身照護的互動故事，更在故事後面編錄醫療照護小辭典、照護技能及心情分享，相信將有助社會大眾了解護理職場的面貌，亦能引發護理師們的共鳴。誠摯邀請您一起跟隨護理師腳步走入醫院的每個場景、了解護理工作的日常風景。長久以來，護理人員站在最前線，堅守照顧服務的重擔——從生命開始直至人生盡頭，護理需要被更好的尊重與對待。

推薦序3

護理愛，分秒無間斷

林碧玉
慈濟基金會副總執行長

花蓮慈濟醫院加護病房，夜已深，窗外樹影飄動，一位來自海外的見習護理高管，望著病床旁護理同仁，輕聲細語地對昏迷指數三的患者說：「阿公！阿公！我在為您換衣服喔。」見習的高管好奇的問：「您知道他昏迷指數只有三，聽不到您說話嗎？」同仁很自然的回：「知道啊！我擔心過程中他若醒來，看到陌生人為他換衣服會嚇一跳。」一時，見習的高管眼眶泛紅，若非親眼所見，很難體會在深夜、在暗角，在沒有人能看到的一隅，慈濟護理尊重病患，視病如親「愛」分秒力行不已。

猶記得九零年代，七百公克的早產兒，巴掌仙子小湘兒出生，他的父母驚恐之餘，表達放棄治療，看似無意識的小湘兒，剎那間全身泛黑，同仁們苦苦求情，表達不用擔心醫藥費，未來也會盡心照顧，父親默然不已，醫護同仁為守護生命，決定挺身相救，小湘剎那間膚色回溫，從那一刻起，小湘成為新生兒加護病房寵兒。在那一個醫療技術尚在啟蒙年代，經常忘記呼吸的湘兒，體重起起伏伏，病情起起落落，護理同仁日日呼喚，為她寫日記以文字與她對話，有時未輪班忍不住偷偷探望，床頭玩具琳瑯滿目，周歲了為她歡唱慶生，兩歲左右脫離呼吸器，終於穩定成長，應出院回歸正常生活，父母因無法照顧不敢接回，醫護同仁工作繁忙，無法長期認養，於是大家商議輪流帶回家照顧，直到感動父母帶回家，如今小湘婷婷玉立，醫護依然相伴，問世間情是何物？唯菩薩覺有情才能為也。

隨著醫療科技的突飛猛進，護療照顧品質今非昔比，護理已不僅僅依著醫囑照護，更有許許多多以病人為中心的研發、創新作為，同仁們從醫院到社區，從新生兒到長者，哪裡有需要他們就會聞聲救苦在身邊。

二〇二〇年新冠病毒貫穿全球，為防疫世界各國紛紛鎖國，疫情嚴重地區日日往生人數破新高，醫院同仁們既要照顧一般病人，更需面對感染風險，依然走在防疫第一線，大無畏精神令人讚歎。

近來更欣聞護理同仁的下一代，因為從小隨著媽媽到醫院上班，成長過程中看到媽媽的悲懷，紛紛追隨媽媽腳步，即將或已進入護理工作，可見護理同仁並未將其工作的壓力帶回家，而是帶著守護生命的熱情，才得以一棒接一棒以護理為己志，醫療從業人員得以永續。

憶起花蓮慈濟醫院啟業初期，僅有五位主治醫師，幸有臺大支援護理人員，帶領著甫從學校畢業的五十位沒有臨床經驗護理同仁，開始展開搶救生命的工作，無奈，年輕的同仁經常無法承受面對老病死的壓力，放下患者半夜整理行囊回家鄉，醫院動盪困境可想而知。

加上社會變遷，全球護理人員短缺，向來資源缺乏的東部花蓮更甚，幸有證嚴上人肯定護理二十四小時守護病榻，比醫師更辛苦與重要，尊稱護理同仁為白衣大士，受到鼓舞的護理同仁們，以無比堅定的願心回饋，人人發願「菩薩心隨處現，聞聲救苦我最先」是職志方向、是使命，亦是慈濟護理基因。

無限感恩鍾惠君主任用心推動，白衣大士要出書了，這是一件非常了不起的事，這本書敘述從新生兒至長者，從急性病人到安寧照顧，充分顯現醫學中心全方位醫療專業。而護理同仁們苦病人所苦、憂家屬所憂，樂病人所樂，勞心勞力為患者圓夢，令人動容。

尤其看到從重症病房專業轉為陪伴長者在宅安老，以病人及家屬為中心的同理心，成為家屬心目中的貴人，令人感動的是作者談到提醒自己必須跳開悲懷，用專業引領家屬面對別離。更遑論自假探望送病人所需，而最難得是將病人帶回家照顧。

有幸優先拜讀本書，字字有愛震醒悲心，彷彿護理「護你」閩南語「給你」是慈濟護理最佳傳統，至此不由吟誦「妙音觀世音，梵音海潮音，勝彼世間音，是故須常念，念念勿生疑」慈濟「護你」真了不起！虔誠為之序！

推薦序4

聞聲救苦，有溫度的護理

林俊龍
佛教慈濟醫療財團法人執行長

現今的醫療照護需要的是團隊共同合作及努力；一個醫療團隊裡有各種專業職類的成員，護理是其中非常重要的角色；護理師的專業與協調能力，決定了照護品質的好壞。

而護理人力的短缺，不僅是臺灣醫界的問題，至今仍是全球醫界的普遍現象。護理師的工作，真的比起一般人所知的還要辛苦，除了執行專業護理技術，還需要關照到病人及家屬的心情，身心靈都要兼顧。所以如果只把護理視為一份用時間換薪水的工作，是撐不久的。唯有曾經體會護理工作的價值，感受從事護理工作是能幫助他人的福報，得到助人的喜悅並從中獲得成就感，才能延續從事護理的動力。

在醫療照護工作上，身為醫師的我們，可以指導或決定一個治療方向，該開什麼藥、做什麼檢查、該不該開刀；但我們沒辦法長時間與病人及家屬接觸，護理師才是他們一天二十四小時的依靠。當護理師心中有愛時，在照護病人的過程中就會發現病人的經濟狀況或是家庭的支持系統是否健全？或是有什麼樣的心事困擾？這些都只有護理師才能發現病人是否需要醫療專業以外的協助。許多護理師更是熱心，發現問題之後，不僅照會相關單位來關心，甚至下班後自願幫忙病人與家屬。

而隨著醫療與科技的成長進步，護理也開始朝向精細分工，護理師也可以朝向更有興趣的領域發揮專長，例如：個案管理師、傷口造口護理師、感染控制護理師、安寧療護居家共照護理師等等；還有器官協調護理師，過去也常被誤解，但他們瞭解自己的工作其實可以為無法挽回的生命創造大愛救人、延續生命的價值，而努力不懈。此外，護理師也多了專科護理師這項工作選擇。

慈濟醫療志業還有一個特點是國際慈濟人醫會，證嚴上人常說：「苦難的人走不出來，我們就走進去」，護理師有機會走出醫院到災區或醫療貧瘠的角落去義診關懷，見苦知福，惜福再造福。

慈濟稱護理師為聞聲救苦的「白衣大士」，慈濟護理以病人為中心，護理師不只看到「病」也關注「人」，以人為本；在慈濟醫療志業裡，護理師為病人與家屬付出的動人故事，不知有多少，特別於此向所有聞聲救苦的白衣大士——護理師們，致上最大的敬意。

推薦序5

曦光，我見到護理之愛

林欣榮
花蓮慈濟醫學中心院長

這是一本文載護理師與病人及家屬之間故事的書。對於每一位說故事的護理師來說，他們不僅在照護病人的過程，付出了專業與愛心，發生在故事裡的點點滴滴，因為親身走一回，也成為他們滋養工作力的資糧。

在我四十年的從醫生涯中，體會最深刻的就是在搶救生命、照護病人的過程，絕對必須經由團隊合作來成就；沒有「小我」只有「利他」，一心一意、全心全力的幫助病人。在這團隊中，若可以用時間來計算，那陪伴病人最長最久的就是護理團隊。不僅近身照護病人的傷病與心靈，甚至還關懷陪伴家屬，安住家屬的心。

在「續一杯有溫度的咖啡」中的小惠是我的病人。遠嫁他鄉的小惠，因為腦幹梗塞性腦中風，雖經緊急放了一支支架救回生命，卻出現閉鎖症候群，於是返回花蓮進一步治療。閉鎖症候群症狀往往是除了眨眼以及眼球轉動之外，不僅無法有任何臉部表情以及肢體動作，更被剝奪了言語咀嚼、吞嚥、呼吸等功能。

在經過相關檢查後，醫療團隊決定在她的基底動脈再加放兩支支架，並在手術後開始接受內生性幹細胞療法、中西醫合療。二年過去了，小惠已可以站起來走幾步路，簡單的口語溝通、滑手機、打字，而病房護理長經由一杯咖啡的約定，與護理團隊陪伴小惠一路走來，留下這篇溫暖的故事。

我還聽過外地的一位病人家屬分享，在不知道如何安置生病的重症家人的慌亂中，想到的就是曾經照顧過家人的一位專科護理師，於是她一通電話打到花蓮，聽到熟悉的聲音，立即舒緩她所有的焦慮，而且還找到令她安心的方法。

之於病人和家屬，醫療團隊中的護理師是非常重要的，不僅執行醫囑照護病人，甚至有時就像親密的朋友，一眼就洞悉病人或家屬的需求、甚至內心的焦慮與惶恐。

在書中，我們也看到兒科護理師照護失去親愛的罕病兒童，陪伴他走到人生的最後，與心蓮病房的護理師為小病人圓夢，這一路走來，護理師已是這孩子的親人。

即使是語言不通，護理師也能用心以語言之外的工具，用畫和來自柬埔寨的女孩對話，安撫女孩異國就醫的驚慌。

證嚴上人常告訴我們護理師就好比聞聲救苦的白衣大士，總是可以用心的感受到病人與家屬的需求。上人也慈示我們，為什麼會成功？「聽」話就會成功。護理同仁付出專業的同時，更用誠心「聽」，去同理病人與家屬；「聽」師長、同仁的話，在救苦救難的菩薩道上，信受奉行，願力無窮。

然而，與其說這本書是護理師用心照護病人綻放出美好的花朵，我更願相信這書本裡的故事，是護理師在工作的生活脈絡中體現護理價值的詩篇。

護理師用專業、用心、用愛走進病人的心靈世界，一邊照顧病人的病苦，同時也膚慰病人的心苦。這心路歷程，護理師探索生命的意義，也尋找自我定位，有時在照護病人時還得經歷各種挑戰與煎熬，不斷的超越自我，才能看見自己的力量，進而寫下了更多的可能。

我們感恩病人給我們照護的機會，我們感恩這群從學校畢業之後，就投入臨床照護的護理夥伴；因為有他們的齊心精進，讓醫療有溫度，宛如照進暗黑病苦中的一道曦光，是護理之愛，也榮耀護理。

推薦序6

照護，要專業也要有感情

章淑娟
佛教慈濟醫療財團法人護理委員會主任委員

欣聞花蓮慈濟醫院要出一本敘事護理的書，記敘各種護理經驗的故事，看著一篇篇的感人故事，護理師在身處緊急病痛狀況的病人和焦急、哀痛情緒的家屬中穿梭，從出生、病老到死亡的陪伴，一邊讀著，我的心也跟著從揪心到寬心的起伏波動著，看到護理師對病人家屬用心的陪伴，深入他們的心靈，用心的程度更有甚於至親，不僅是一個住院期間的照顧病人的護理師，更成為一生的摯友。護理師也受到家屬和病人彼此的愛所感動，學習到如何在自己與他人的關係中盡到責任和義務。

看到護理師指導家屬照顧病人，感同身受家屬的困難與障礙，即使以「同理心」都無法表達那種切身的感受，過去很多學者都會告訴護理人員要用專業而避免用感情照顧病人，但是不用感情是很困難的，因為護理就在第一線跟病人和家屬接觸的過程中面對生命，情感的流露是無法抑制的。人是有情的生物，理性和感性就是護理的專業。生命是會找到出路，但有了護理專業的指引陪伴，這條路日後會走的更好，遇到無法繼續走時，終究也要放手。護理人員常會感覺自己無力提供更深層的協助，但是病人和家屬肯定的回饋可更堅定護理人員的初衷。

書中的故事描述從國內偏鄉到國際義診的個案，從嬰幼兒的孩子到高齡的長者，困難複雜個案都在護理師愛的關懷下逐漸康復或過著有尊嚴的餘生。語言的障礙或因成長身體缺陷而阻礙表達能力，皆可在護理師用心創新的照護下克服溝通困難。看到護理人員和長者在輕安居溫馨可愛的互動，宛如老萊子彩衣娛親，但是看到長者身體日益衰敗，無法提供有效改善的照護時又於心不忍。

學者專家都說護理是科學與藝術，是助人的專業，但是這本書內容實際不僅止於此，這是一個愛人的專業，利他的專業！護理教科書定義護理師與住院病人治療性人際關係要止於病人出院，但是從本書護理師的投入，這樣的定義需要翻轉，因為護理持續的關懷是多麼不同的專業！

護理師常在工作之外還要顧及家庭，有時遇到家庭的不順遂，護理工作變成心靈的寄託，自己挺過家庭的辛酸，也成為鼓勵病人家屬勇敢面對的泉源，護理的價值已經超越教科書上寫的助人專業。護理主管的帶領對護理人員的呵護啟發護理師的愛心，關懷病人和家屬，是的，有愛的醫院，面對病痛及親人的苦痛就不孤單。這是一本值得一讀再讀的書，十五位護理師將病人教他們的經驗寫成感人的故事，可以讓學生知道從生到死各種不同領域護理的專業和人文，可以讓資深護理師看完後更體認到護理的價值堅定她／他的初心，更可以讓護理主管知道如何引領護理師走向關懷充滿愛的護理之路。

敘述護理，有情人間

鍾惠君
花蓮慈濟醫學中心護理部主任

二〇二〇年因新冠病毒肺炎疫情的衝擊，面對未知的感染風險及疾病變化樣態，還有滾動的防疫政策及浮躁的惶惶人心，護理人員再次接受嚴峻的挑戰，是要堅持專業的尊嚴，還是要妥協身心的疲憊，許多的心聲不停的天人交戰，一路走走停停至今。然而，回顧這段日子，有許多的感恩！有這麼多的護理人員堅守在照護線上，從陪伴媽媽孕育新生命的歷程、三胞胎的接生、初到人間即開始一連串的病苦相伴，及其期頤之年的安寧善終，護理師如同家人一般，緊握雙手，貼近心靈，助其圓夢。

在慈濟這個偏鄉的佛教醫院從事臨床護理業務已超過四分之一個世紀，一如往常聆聽晨間人文講座，這是一天法喜的開始。在晨語中可以聽到我的師父，敬愛的證嚴法師對疫情的擔憂以及對眾生寬容完整的大愛，尤其對於臨床護理人員的愛護，始終叮嚀慈濟人要多關懷陪伴，於是，疫情期間，慈濟志工雖然暫時隔離於院區之外，但關懷的防疫物資、蔬食餐點、每日叮嚀、正念祈禱……從無間斷，讓護理團隊站在防疫線上不孤單，因為我們知道也感覺到所有的慈濟人與我們同在的力量。

正因為有此因緣，得以進到靜思精舍，於上人座前分享在醫院照護病人的真實故事，由護理師親自敘述病人的生命經驗，因為疾病帶來的種種歷程及生活上的變故轉折，護理師透過觀察巧思、科學實證、與病人互動、找出最符合病人期待的照護目標，找團隊一起來完成……，甚至加上個人的經驗，這樣的覺有情，彷彿一尊尊發心立願的觀世音菩薩，救拔病人的苦，甚至讓病人離苦得樂，轉為手心向下，為人群付出的大德；這樣的護病故事著實讓人感動。

於是在諸位師長的鼓勵促成之下，將部分故事整理成為文本，由護理師親自敘述或撰寫個案護理過程，其他資深護理師級主管協助引導敘事重點，在建院三十五週年之國際護理師節出版此書之意義非凡；回顧在一九八〇年代，證嚴上人籌建花蓮慈濟醫院，這所花東最大的綜合醫院需要大量醫護，益發突顯花東地區護理人力不足的隱憂。為了培育優良護理人才，同時解決東部地區原住民少女升學就業問題，上人於慈濟醫院啟業次年，就推動護理專科學校之立案、建設工作。

「多少希望，依偎在我們的身旁；多少的祝福，寄託在我們肩上。生老病苦，需要雨露和陽光；慈懷柔腸，輕輕撫平那創傷」，一首慈濟護專（**現已改制為慈濟科技大學**）校歌，是無數人對培育護理良才的深切期望。而今，這本敘述護理的護理師作者群，有如慈濟所培育綻放的朵朵青蓮，將人世間的煩惱苦痛轉化成滋養慧命的良方，在法華路上綻放。

PART 1

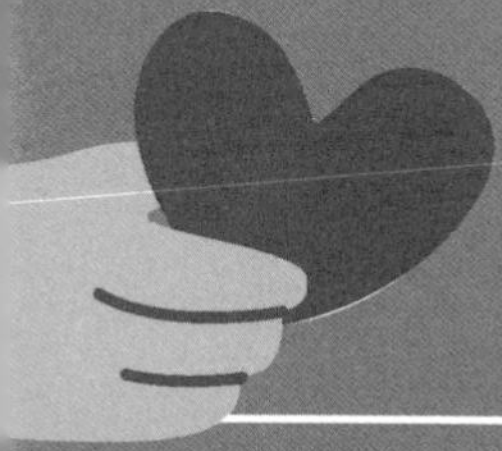

【新生兒～幼兒】0～3歲

新生兒加護病房♥小兒科♥手術室♥產房♥嬰兒室

1 【新生兒／幼兒】小兒科——
小寶貝健康成長是我最大的安慰

2 【新生兒／幼兒】小兒科——
艱難如小沙粒的生命，因愛光潤

3 【新生兒／產婦】手術室／整形外科／婦產科／小兒科／麻醉科——
開刀房裡的世界

1

新生兒／幼兒

小兒科

小寶貝健康成長是我最大的安慰

張瑞雲
護兒中心護理長

再忙再累，只要一看到小嬰兒的臉，我的心情就很好，寶寶們實在太療癒了！所以，我一直待在屬於小兒科的護兒中心，如今我自己的孩子也快成年了，我依然還是每天照顧著新生兒，樂此不疲。

夜深人靜的時刻，回首自己超過三十年的護理生涯，幾乎都奉獻給新生兒照護。究竟是什麼樣的因緣，讓我甘願為這些小小生命付出，我也說不明白，但我知道照顧小嬰兒時，心中的滿足與成就感，是什麼財富都比不上的。

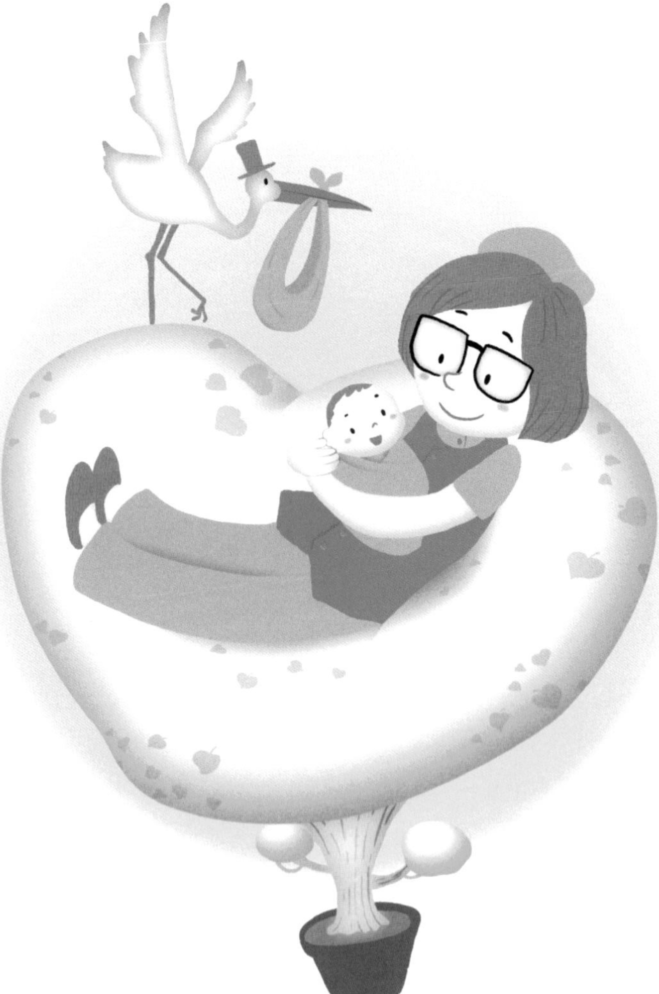

✿第一份工作是綜合診所的小護士

在我們那個年代，國中畢業的不同升學管道是個別考試，所以高中、高商、五專、師專，護專、還有護校，我通通報考，因為當年並不清楚自己的未來該怎麼走。但特別的是考護校時，媽媽居然來陪考，讓我覺得自己要爭氣，為了媽媽要考好一點，結果成績揭曉也真的比其他考試好一點，因此我就去新生護校報到，也鋪就了未來的護理生涯。

「瑞雲，要不要來我們診所幫忙？我們有缺護士喔！」在八〇年代的臺灣，大型診所就像現在的綜合醫院，各有專攻，什麼科都看，也設有「病嬰室」，類似現在新生兒病房的前身。舅媽在中壢車站前熱門商圈的大診所擔任行政工作，她一開口，我這個菜鳥護士就順利找到工作開始上班了。

那時我的工作之一就是照顧病嬰室的新生兒，有時會接到鄰近的婦產科電話，有些輕微病徵的新生兒需要兒科專業的處理及照護，接了電話就把新生兒接回來。記得診所對面就有一家婦產科，有時用走的，過個馬路去接嬰兒就回來了。我所負責的新生兒照護，包括黃疸照光（註1）、腸胃炎及發燒寶寶的照護工作……。時間過得很快，一待四年，直到我結婚了，要跟著先生到花蓮居住，才離開這份工作。

✿ 正式成為慈濟綜合醫院的新生兒護理師

我先生從事石材生意，經常出國或四處奔波出差，後來因為工作需要搬到花蓮，我自然跟著島內移民。當了一年無業遊民，覺得還是要有份工作才踏實，買了份報紙翻閱徵才版面，看見一格慈濟醫院招聘護士的廣告。我問了附近鄰居是否聽過這家「慈濟醫院」，居然都說沒有。原來才開業沒兩三年，連當地人都不知道那時花蓮市嶄新寬闊的三十米路上有一家新的綜合醫院開張。

我投了履歷，接到通知去面試，面試完就請我隔天來上班，果然是護理人力非常缺乏。因為之前已有診所的工作經歷，因此我被分派到小兒科病房，那是一九九〇年，也是花蓮慈濟醫院啟業的第四年。

工作環境從診所變成綜合醫院，一時間我跟不上醫院的步調，回家又沒有人聊天訴苦，一度想要離職。幸好當時的小兒科同事彼此都互相照應，而且陳瑞霞醫師就像我們的小母雞，她很年輕，我們比她年紀更小，所以只要我們下班，她有空，就載著我們逛遍東台灣花蓮各個角落，把我們的感情圈得緊緊的。轉眼一年又一年過去，我從菜鳥變成資深護理師，也完成在職進修，增進專業學識，離職的念頭早就消失無蹤。

✿ 新生兒照護工作讓我樂此不疲

護兒中心是隨著小兒科規模逐漸齊全才分出來的次單位，我的工作主要就是照顧剛出生的小嬰兒。只要看到一個個小小的身軀、稚嫩的臉龐，我就充滿母愛，尤其每當幫小寶寶洗澡，左手托著他們的頭頸，右手輕柔的幫他們洗臉洗頭，也把耳後、腋下擦洗乾淨之後，看著寶寶舒服滿足的表情，我才滿意。甚至連幫他們穿上紗布衣都要拉得平整，讓寶寶裡裡外外都乾淨清爽又可愛，看見家屬從窗外往嬰兒室盯著這些小寶貝，洋溢幸福的畫面，就會讓我覺得這份工作很有成就感。新生兒照護工作，讓我每天都充滿熱情與活力。

通常新生兒從產房出來後，會被送到嬰兒室讓我們照顧個三至五天，然後親手交給新手父母。每每經手照護這些小寶貝們的過程，我總是心中默默祝福每個小寶貝都能擁有健康美好的未來。

✿ 早產照護技術進步，早產兒也能功能健全

我們經手照護的寶寶，百分之九十九都是足月生產的健康的寶寶，只有百分之一極少數的早產兒。

▼護理師阿姨超級開心的幫小湘慶祝滿周歲。

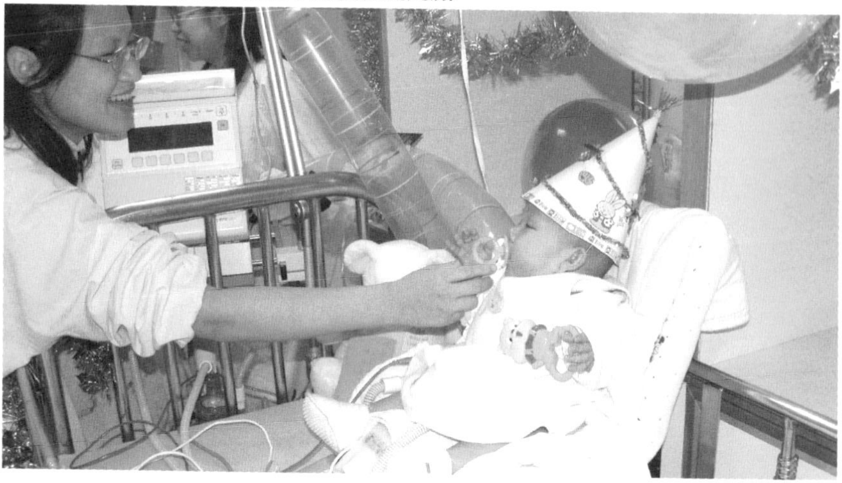

早年早產兒可能出現發育不全的先天疾病（註2），例如：弱視、腦神經受損、心肺功能較差等等。但近些年來，早產兒照護的醫療知識與技術已全面進步，一些早產併發症都能及早因應處理，極少會出現視力、聽力不佳等問題，而能功能健全的正常長大，甚至還可能不知道原來他們是早產兒呢。

✿那些年，我們全單位呵護的巴掌仙子

「巴掌仙子」是我們對小小早產兒的暱稱，因為他們一出生才不過一個巴掌大小。如果一般的寶寶是我們單位的短期住客，那麼巴掌仙子們就是長期住客了。

這讓我想起了當年那個「巴掌仙子」小湘，她現在已經十八歲了。小湘從零歲到兩歲都住在我們單位，是每個護理師用心呵護的小仙子。

小湘在二〇〇三年的農曆大年初二在我們醫院出生，體重七百二十六克。出生體重不到一千克的嬰兒，存活率不到一半，還會有一些併發症。媽媽是越南籍，爸爸是水泥工，他覺得他們的條件養不起這個早產兒，流著淚忍痛簽下不急救同意書。

但是小湘在嬰兒檯上奮力哭了數分鐘，她這麼努力要活下去的樣子，讓當時的小兒科主任朱家祥醫師不忍不救，帶著爸爸來到小湘面前看著小湘，爸爸一看也懂得女兒的心了，點頭同意急救，團隊協力讓小湘的生命徵象穩定下來。

「醫師叔叔抱著你，從產房一路衝到護兒中心，阿姨接過手抱妳，磅了磅體重，哇，才七百二十六公克。再把妳放在保溫箱裡，突顯了妳的嬌小。活蹦亂動的雙腿、高舉著的雙手、透明可見的微血管、一雙扒也扒不開的雙眼、似乎一摸就斷的骨頭，胸前清晰可見的心臟撲通撲通地跳動……一切的一切都在告訴我們：小湘想活下來。」

當時的江如萍護理長帶著大家寫著〈小湘成長日記〉，這是護兒中心的家庭聯絡簿，大家為小湘記下生活點滴，而且一寫就是好幾本，甚至還曾出版著作《奇蹟仙子：早產兒小湘成長故事》。

朱家祥醫師說過，小湘罹患至少九種早產兒併發症，其中最擔心她腦部發育不全，影響智力、呼吸、運動等功能。但是在醫護團隊愛的照護下，周歲時小湘體重已有五千七百公克，兩歲生日時，有十公斤重了！而且小湘雖然有弱視，但透過治療和復健，已學會走路、會飛吻，一笑就讓大家也跟著笑，知道要抽痰時猛搖頭，還會用手阻擋護理師阿姨替她抽痰……。我們的同事很可愛，大家都把小湘當女兒，什麼都買給她，中間有幾度必須出院才能再入院的過渡等待期，也是幾個護理師輪流當媽媽把她帶回家照顧。

小湘在滿兩歲之後出院了，記得她七、八歲也曾回來複診，後來聽說她們搬回南部去了。雖然這幾年沒有見到她，但南部的慈濟志工都有邀他們參加歲末活動，看到影像，小湘現在是個很清秀的少女了。雖然她應該不記得我們了，但只要知道她的日子一切過得安好，我們曾為她付出的一切都值得了。

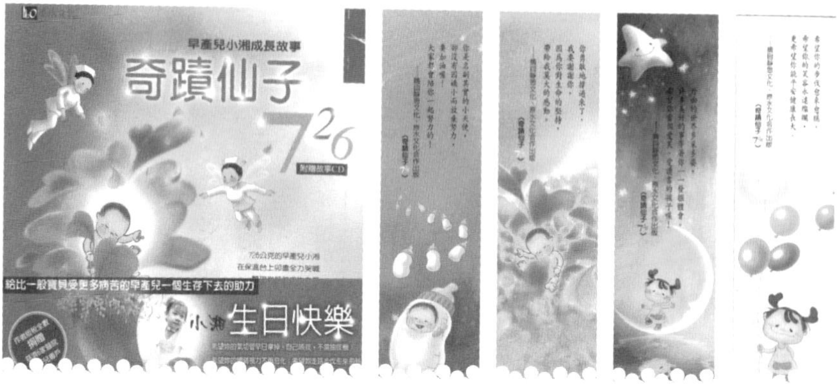

✿無價之寶，主動為家屬留下曾經誕生的印記

天人永隔的一幕是我們最不樂見的，但有些事情就是無解，因為我們沒辦法直接問老天爺要答案，或是要祂讓人死而復生。

記得我剛來的前幾年，某一天一上班就發現整個病房氣氛超歡樂的，原來是有雙胞胎誕生了！還暱稱「伊心伊德」（化名）。誰知才隔一天，我上班後聽聞其中一個小寶寶在轉瞬間全身發黑，急救後不治。

我走近雙胞胎家長身邊，請教他們說：「我可以剪一小撮寶寶的頭髮嗎？」因為我想為他們彼此留下些值得回憶的紀念。他們同意了。

那個年代還不流行為新生嬰兒做胎毛筆、臍帶印章這些紀念品，花蓮也很少這類店面。「老闆，請問你們可以把頭髮做進印章裡嗎？」那天下班，我幾乎跑遍了花蓮市的印章店，終於問到有一家說可以。過兩天我就去店裡取回印章，送給雙胞胎爸爸媽媽。

其實是我想到在兒科安寧療護與悲傷關懷訓練課程裡學過的，教師曾分享可以為孩子換上漂亮衣服、留下手印或腳印，或留髮絲做成天使盒等等，留給家屬作為一生的紀念。我那時候雖然還沒有成為一個母親，但是眼見著雙胞胎爸爸媽媽擁有了一個

▼現調任花蓮縣衛生局長的朱家祥醫師，是當年花蓮慈濟醫院小兒科主任，搶救小湘生命的成員之一，帶領醫護團隊上臺見證，不要放棄早產兒，助他們平安健康的長大。

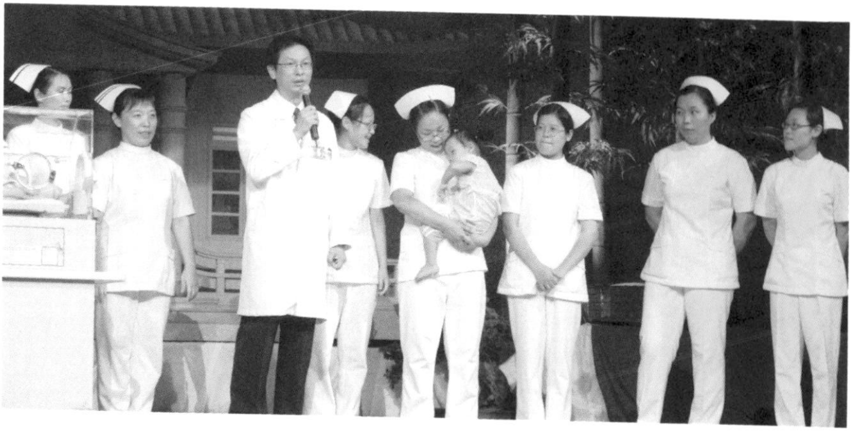

新生命又在轉瞬間失去，那種巨大的失落感，真的會讓人想為他們多做些什麼。只是單純這樣的想法而已。

過兩年，這位媽媽再次回來生產，平安擁有了第二個孩子。在嬰兒室見到我還認得，我很驚訝她還特地為兩年前的印章向我道謝。她說：「妳做的印章為我們保留了對孩子的愛和回憶，是無價之寶。」

✿相信每個苦難的背後都藏著一個祝福

每天都一如往常的上班下班，沒有人知道我的人生正經歷一場暴風雨，內心的支柱已快被突來的狂風吹垮。直到有一天，一位同事跟平常一樣的問候：「還好嗎？」卻觸開了我關緊的心門，一下子「嘩、哇……」我抱著她開始痛哭，上天為什麼要對我開這種玩笑!?

結婚後的第二年，先生赴印度出差。有一天我接到他的越洋電話，語氣不安地告訴我，他在飯店浴室洗澡時，身體有半邊感受不到熱水的溫度。一聽到這個消息，我心中有股恐懼滋生，但口氣平靜地勸他，盡快結束出差行程回來臺灣，我陪他去醫院做檢查。

先生回國後，我們到臺北榮總進行檢查。當時，他的身體對冷熱的溫度缺乏感受，左腎的動脈有堵塞的現象。病程慢慢進展，他無法工作，此後幾乎每隔三年就得住院治療。

隨著我在臨床護理工作上站穩腳步，逐漸接受先生罹患怪病的事實，不再問為什麼，遇到了，我就接受，我就處理。上班專心照顧小寶寶們，下班就為先生的治療四處想辦法，只是幾年過去，似乎止不住病魔的侵擾。到了二〇〇二年，先生的病情加重，不僅有失語現象，半邊身體癱瘓。醫院的風濕免疫科蔡世滋醫師診斷他罹患的是「高安氏動脈炎（註3）」，這是屬於自體免疫系統的罕見疾病，發病時病人的左右手血壓會不一樣，嚴重堵塞時，造成腦部血管梗塞，就會產生手不能動或腳不能動的現象。

而我們夫妻在這時做了一個人生至關重要的決定——生小孩，在他的身體變得更糟之前，我們擁有了彼此愛的結晶。家裡換燈泡這種活都由我來，一手包辦家中大小事，真的不會的就找外援。幸運的是，先生還能夠自己走路，雖然慢，一些事還是可以自己完成。語言的復健進行了一年左右，可惜沒有改善，先生就練習用左手書寫來和我溝通，沒想到，他用左手寫字，所寫出來的字竟異常地漂亮、工整！

有一天我上班前交待他要洗米煮飯，這樣晚餐我只要把煮熟的飯炒一炒就能吃了。結果回家發現電鍋怎麼不見了？打開冰箱一看，在裡面。電鍋裡還有他特地洗好的米。他的大腦只能接收部分訊息，而且無法邏輯判斷。我也不能怪他啊！他已經盡力了。結果那一餐當然就是我再外出買晚餐解決啊。

還有一次，我下班停好車時心中一緊，怎麼家裡的燈都沒亮，黑漆漆一片。進到家裡喊他，才慢慢的從房間裡走出來，原來他白天下樓時腳踩空摔了下來，所以躺回床上休息。幸好身體沒有大礙，還好好活著。

我熱愛臨床工作，不太想接主管職，但資歷夠深了還是要承擔。於是在二〇〇八年接任單位護理長一職，可是我實在很喜歡照護寶寶們的過程，有機會就會去臨床幫忙第一線照護。

我也提醒單位的學妹們，照護早產兒寶寶時，要視他們為正常的新生兒，因為只有抱持正常的心態，才能引導家屬用正向的眼光看待自己的寶寶。有些早產兒媽媽看到自己的孩子會怕、擔心怎麼照顧，因為實在長得太小了，看起來太脆弱了！這時候，我們適時地告訴媽媽：「妳不要怕，孩子最喜歡媽媽觸摸他，妳可以輕輕地撫摸孩子，讓他感受媽媽就在他的身邊，幫助寶寶安心。」

我並不忌諱和這些家屬分享先生罹病的故事，我想鼓勵他們，即使家中有個早產兒也不會讓天塌下來。而且，住院期間，我們醫護團隊會提供最專業的醫療和照護；如果有經濟上的困難，醫院也有社工師能提供資源協助。

遇到了就接受，不怨天尤人。我常想，先生現在這樣，有點不方便，但未必是件壞事吧！過去先生做生意時外出應酬不斷，兩、三天不回家是常有的事，說不定繼續下去也會把身體搞壞了。

暴風雨都過去了！每天下班回家時，只要庭院的燈亮著，我就放心，知道先生在家中，等著我回家。

醫院的工作、與同仁的情誼、小嬰兒的臉龐，似乎成為支持我的一股力量，只要接受發生在自己身上的難題，就能產生繼續走下去的勇氣！我想，每個苦難的背後都藏著一個祝福，只要我們願意接受苦難的挑戰，就能想到解決的辦法，也就能得到這份心安知足的幸福！

新生兒及兒科重症照護，護理長這樣說

小寶寶不會說話，但會用哭聲及肢體語言表達他們的需要。不論是新生兒或是早產兒的照護工作，都是需要極大的耐心及細心。尤其早產兒從出生開始就面臨許多挑戰，像堅強的勇士，得過五關斬六將，克服先天弱勢而努力成長，所幸有專業的醫療照護團隊可以陪伴小寶貝一起度過難關，也會不斷給予家長鼓勵並肯定家長的付出，身為護理工作者看著這些孩子的成長，是何等美好。

面對照護早產兒過程中，其實還有更大的困境與難題，是在孩子發生嚴重的腦出血併發症時，擔心孩子將來可能面臨某種程度的殘障，而家屬希望醫療團隊能保證孩子將來是正常的，才決定選擇是否讓孩子活下來。然而就照護早產兒的醫療團隊而言，是小寶貝面對生命關卡的重要夥伴，病房主任就像是我們的隊長，還得同時傾聽早產兒父母親的內心情緒，一起面對各種挑戰。

這讓我學會感恩，感恩孩子在面對生命歷程路上，讓我學習愛及付出，希望能陪伴早產兒家庭達到圓滿的人生。

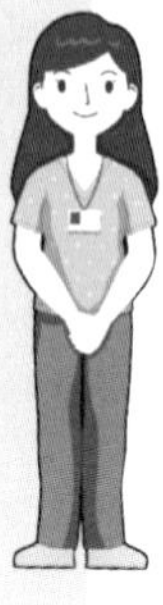

【醫療照護小辭典】

註1 新生兒的黃疸

新生兒出生後2～3天，由於血中的膽紅素使得皮膚及眼睛開始變黃，就是「新生兒黃疸」。一般在第4～5天達到最高峰，7～10天漸消退，即所謂的「生理性黃疸」，或母乳性黃疸，通常無害。可是如果延續到14天尚未消失，就應考慮是其他原因所引起的病理性黃疸。若膽紅素太高，侵害腦細胞，會造成腦性麻痺或死亡。

§ 新生兒易產生黃疸的原因

- 血球壽命較短，導致體內累積的膽色素較多。
- 新生兒肝臟機能還未成熟，不能及時將膽紅素代謝而滯留在體內。

嚴重黃疸的3種治療方式：①藥物治療；②燈光治療：在黃疸還不太嚴重時，可用治療用黃疸燈照射身體表面；③交換輸血：當出生24～48小時內膽紅素超過20mg/dl，或出生48小時後膽紅素超過25mg/dl，則須作交換輸血治療，並且使用新鮮血或三天以內血庫的血，血量是嬰兒血量的兩倍。

§ 新生兒黃疸的居家照護事項

- 新生兒出生14天內，不可放在太暗的房間裡，宜放在光線充足的地方，並隨時注意觀察黃疸的情形。

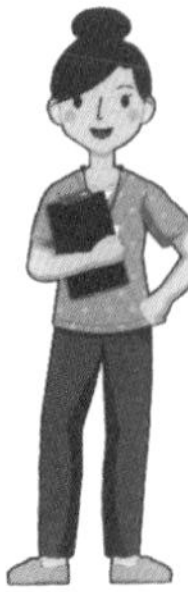

- 餵食充足的母乳或牛奶：讓寶寶吃飽，大小便次數多，膽紅素排泄的速度就會增快，有助於黃疸消退。
- 當新生兒顯得較軟弱、吸吮力減弱、一直愛睡、嘔吐、發燒或皮膚泛黃等現象時，應立即找醫師治療。
- 如果前一胎小孩發生過嚴重黃疸下一胎也可能發生同樣的情形，所以在懷孕及生產時，應告訴醫師，並選擇有換血設備的醫院待產。
- 母奶哺餵會產生假性黃疸，除非黃疸數值過高，醫師會建議停餵，若數值未超過 15~17mg/dl 則可繼續哺餵母奶。

註2 發育不全的先天疾病（早產兒併發症）

早產是指妊娠未滿37週時生產。文獻資料顯示每一百個嬰兒當中，有7~8位是早產兒。早產兒常見的併發症包括：

- **早產兒視網膜病變**，是一種視網膜未發育成熟的血管病變，多發生於極低體重的早產兒。出生體重低於一千公克，日後追蹤中較易出現青光眼、斜視、高度近視等眼疾。
- **呼吸窘迫症候群**，或稱肺玻璃樣膜病，是早產兒最常見的問題，也是新生兒死亡主要的原因之一。
- **慢性肺疾病**，往往造成早產兒長期依賴氧氣而延遲出院時間。
- **開放性動脈導管**，在一般研究中一千公克以下患呼吸窘迫症之早產兒開放性動脈導管發生率約為62.5%，但大多可經由藥物治療或外科手術能使其關閉。

- **腦室內出血**，出生體重愈小的早產兒愈常見。神經發展後遺症在重度出血的存活病人中有50%~75%，需長期追蹤與復健。
- **周腦室白質軟化症**，是指未完全成熟的腦組織，因為缺氧或血流不足等因素，造成腦室旁的大腦白質壞死傷害，為嚴重神經學後遺症的特徵。
- **壞死性腸炎**，是新生兒尤其是早產兒常見之腸胃道急症。
- **腹股溝疝氣**，為早產兒常見症狀，發生機率高且會造成腸道壞死的可能性，需要手術治療。

註3 高安氏動脈炎（Takayasu arteritis）

好發於育齡（20~40歲）婦女的血管炎，又稱為無脈搏病，也是一種自體免疫疾病，會造成主動脈及其第一分支發炎且狹窄。通常表現為發燒與倦怠，有時會有大血管發炎造成脖子痛或單側手痠，理學檢查可發現四肢血壓不對稱或兩側脈搏強弱不一。治療須用到高劑量類固醇，有時血管狹窄部位須用手術整修以增加血流。

2

新生兒／幼兒 小兒科

艱難如小沙粒的生命，因愛光潤

林美芬
新生兒加護病房護理師

小恩恩的媽媽發來一則影片。恩恩的臉部特寫，配著媽媽溫柔且鍥而不捨的鼓勵：「要不要抱抱？要的話眨眼睛。」

問第二次，然後第三次，這時恩恩清澈的雙眼真的眨了一下，媽媽歡呼著上前擁抱恩恩。

我猜，掌鏡的爸爸一定也正眼眶泛紅吧！

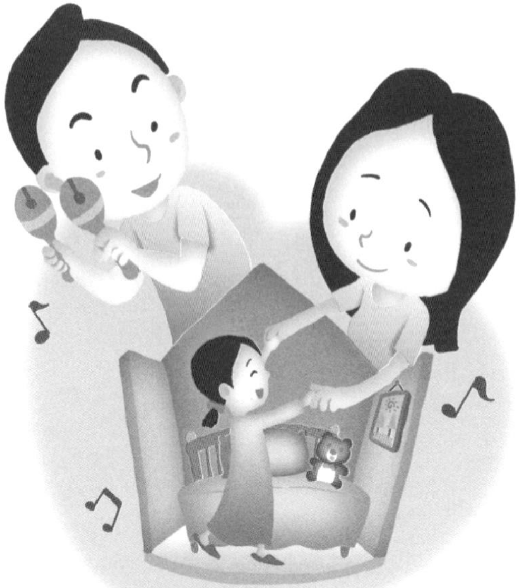

✿期待家庭新成員，迎來缺氧的小寶貝

懷孕生產原本是一件令眾人欣喜的事，何況恩恩的父母已期待許久。就在他們編織著未來美好的夢想而期待時，無情命運的落雷劈下：孩子難產，在生產過程當中缺氧！

甫出生即奄奄一息的恩恩，經過初步搶救，由小兒科主治醫師向父母說明當時狀況、可能處置及預後情形。徵得父母親同意，採取「低溫療法（註4）」來降低恩恩的腦神經損傷比率，增加存活可能。在當時那樣的慌亂時刻，焦急茫然的父母確實接收消化了多少訊息，才做了這樣的決定？過後是否有過後悔？我曾經疑惑。而今這些困惑都在他們給我的回饋當中，得到答案。

父母親對恩恩在乎的程度，就連因為個性疏離、懶於和人交流，又愛上喧囂沉澱後的深夜而長年待在夜班的我，都能夠在照顧團隊交接班過程中體會一二。

「這是家屬帶來的音樂鈴，希望我們可以放給恩恩聽。」

「會客時間結束時，爸爸還在依依不捨跟她道別……」

「他們在學習如何照顧的時候，問的問題都好多好細，還做了筆記。」

工作夥伴因為感受到這對父母對孩子的愛，而願意在忙碌同時仍不厭其煩的回答

問題，反覆提供技術示範，就連會客時間到了，都捨不得催促依依不捨的他們離開。

醫療團隊的治療已盡可能降低出生缺氧的傷害，但是恩恩還是無法像正常的寶寶一般喝奶、表達與活動，這是註定不能改變的事實了。在我們照顧近兩個月後，恩恩由新生兒加護病房轉到兒科中重度病房，主治醫師評估他的情況已經穩定，必須出院了。

✿ 新手爸媽得克服高難度的照護考驗

對於新手父母，要照顧正常的小嬰兒已經不是簡單的事，對象換成是身上有管路、需要特殊照護技巧的恩恩，難度就更高了。

因為缺氧而腦部受損，兩個月大的小恩恩無法自己咳嗽，所以有痰就會卡在喉頭或氣管裡，需要有人每三個小時幫他輕敲後背把痰拍到喉頭用抽痰機抽出來，每次操作至少要十分鐘。萬一口鼻分泌物多時，更是每半小時或更短時間內就要重複抽痰技術。所以父母親除了要學會把抽痰管放進氣道抽吸之外，也必須忍住心疼一再地去做這個讓恩恩非常不舒服的動作。只因為不這麼做，恩恩的呼吸可能就無法持續。

每三個小時要做一次的事，還有餵奶。小恩恩連口水都無法自己吞，只能從嘴巴放管子到胃部，調配好的奶就從胃管外接一個灌食的大針筒，倒進去，慢慢灌入恩恩的胃裡。六十西西的量不能灌太快，一定要超過十分鐘，否則容易吐奶。

困擾的地方是，有時剛餵小恩恩吃飽，不久後因為痰實在太多而咳嗽吐奶了，就必須再幫她抽溢出在鼻子和嘴巴裡的奶水，過程當中可能又會讓她不舒服引發咳嗽，奶水再從鼻子或嘴巴噴出來的連鎖反應。弄髒衣服、床單是常有的事，一天需要收拾更換好幾次。比較擔心的是萬一造成肺部嗆入奶水而引發肺炎，甚至堵塞呼吸道危及恩恩的生命。

小恩恩的照護在新生兒加護病房裡，有輪三班，而且護理技術純熟的護理師換手輪替，但是對他們這個三口之家，絕對不是簡單的事。

✿理解新手父母的失落，開口主動幫忙

爸爸媽媽帶恩恩出院返家，不到二十四小時就因為痰多呼吸急促而從急診住進兒科加護病房。我這個大夜班護理師在跟小夜班同事交班時，得知小恩恩入院情況，爸爸的焦慮、媽媽的無助，一邊工作一邊揣想著他們的困境，自己該如何把持協助的分際時，小恩恩居然張開懵懂的雙眼，對我展露出一抹清澈的笑容，頓時像一道陽光閃耀，腦海裡種種的顧慮陰霾頓時消散。

說實話，長年待在夜班的我，很少直接與恩恩的父母接觸。儘管如此，我依然能

感受到恩恩父母那種期盼著生命誕生神聖而美好的心態，卻遭受到現實巨大打擊的失落。就好像明明要乘坐的幸福列車在自己眼前開走，再也不會有下一班一樣。恩恩的笑容也許是上天給我的暗示，要我陪著他們走過不知該何去何從的無助。於是在家屬探訪時間主動出擊，詢問恩恩的父母：「介意交換聯絡方式嗎？」

永遠無法忘記那一刻，被他們以希冀而感動的目光望著的時刻。於是，我們的治療性關係（註5），不僅止於恩恩的疾病，而是展延至彼此的生命。

✿ 兩次的個人家訪不僅感動也震撼

第一次家訪就被恩恩父母所布置的照顧環境所感動，整齊清潔之外，還充滿了溫馨，即使下一刻床單或衣服就會被恩恩溢奶或咳出的分泌物弄髒，他們還是竭盡所能保持恩恩的舒適，營造小家庭的溫暖氛圍。

雖然知道父母在照顧上有做筆記的習慣，但是看見他們將恩恩二十四小時需要做的治療，以自己的巧思寫成頑皮的句子——「拍痰」變成「歹賺」，「口腔復健」化做「動動舌」……一一貼在牆上奉為圭臬時，還是受到非常大的震撼。

「爸爸、媽媽，你們家好溫馨！」、「恩恩聞起來都香香的，你們把他照顧得好好喔！」實際看見父母親在家中的照顧，由衷佩服，肯定的話語從我口中說出時，他們一臉欣慰，雖然還是有掩不住的疲憊。

原先與父母說好家訪時間是三十分鐘，但我待了一個多小時才離開。回歸到自己的世界，卻總在不經意時想起「他們還好嗎？」於是，有了第二次家訪。

帶著逛賣場時發現小恩恩用得到的雅致花色小毛巾，便買來當第二次家訪的伴手禮。看著父母逐漸熟練的照顧技巧，好似發著光的身影，心中只有膜拜及讚歎：生命真的會自己找出路。

✿無能撫慰母親的愧疚感而匆匆逃離

探訪過程恩恩的爸爸一邊敲著打擊樂器，唱了一首節奏明快的打氣歌；我也參加了他們與遠方親友的視訊。這次還有一位加入不到一星期的外籍看護的新成員，正按部就班學習照護技巧。

但就在這個時候，我最害怕的來了——恩恩的媽媽對我訴說她的內疚。能壓垮一個母親的，絕對不會是生理的疲憊，而是心理的愧疚無力。面對母親的傾吐和情緒，我笨拙地回應一些例子試圖讓她好過些，但只是更顯薄弱而蒼白無力。看出我的舉止無措，恩恩媽媽截斷了自己的情緒，我也匆匆結束拜訪離開。

因為認定自己能協助的部分已經完成，後來恩恩又因肺炎住進醫院，出院之際恩恩父親提出邀請，我也從未再去探訪，即使下了班繞到恩恩家不過五分鐘路程。

✿正向面對生命的磨難，讓我也學會堅強

母親於恩恩三歲生日之後不久的耶誕節傳來影片，全家人坐在一起，父親演奏著玩具沙鈴等打擊樂器，母親拉起恩恩雙手舞動著，在一曲耶誕快樂歌聲中表達感謝：「我們三歲了，謝謝你，常常讓你們照顧。」

為此，回憶恩恩過去進入我們加護病房的次數，屈指可數，再次給他們肯定：「比起來，恩恩不算常被我們照顧到，你們真的把恩恩顧得很好，相信他能在您們的愛裡成長茁壯。」如此孱弱而堅韌的生命，恩恩已經三歲了，而父母照顧他轉眼也三年了。我自問，近三年前那個面對內疚母親的情緒而無力承受的我，心理是不是有變堅強一點？答案是肯定的。因為他們正向面對生命磨難的堅強，也讓我變得堅強了。

又有一次，在下班時遇見恩恩的媽媽。感覺她更消瘦了一點，心疼的上前擁住她，想著：「恩恩如果不是這麼特殊的孩子，他們一家人該有多幸福？」我是否忘情

的將這句話脫口而出，已不復記憶，只記得當時她緊緊攥住我手臂的感覺，彷彿隨時要倒下，卻又頑固而倔強的用愛支撐自己，來抵擋病魔與死神對她孩子的侵襲。

臉色蒼白的媽媽倒像是要安慰我說著：「恩恩不舒服好幾天了，今天實在太喘，才又來麻煩你們照顧。」輕輕拍了拍她的肩膀，我說：「交給我們，妳好好休息，要保重啊！恩恩出了加護病房還需要妳。」幾天後恩恩終於比較舒服，趁著夜間治療空檔，將他安靜熟睡的畫面拍攝傳給母親，讓他們安心。

✿在愛中成長，照見奇蹟的笑容

曾在網路上看見一篇描寫腦性麻痺病童家屬的心路歷程，文章中最觸動我的一段是：「如果說極光是天上的奇蹟，那一出生就被宣判是極重度腦性麻痺合併頑固性癲癇的大女兒小米，就是地上的奇蹟。在零下五十度的阿拉斯加天空下，天上和地上的奇蹟相遇，那一刻，我知道小米的笑容就是我一生追求的幸福。」

這讓我想起恩恩的笑容。遂將這篇文章連結傳給恩恩媽媽，而她給我的回應：「是啊！所有煎熬壓力，就在看見她臉上開出花一般的笑容後，值了！」

私下與家屬交換聯繫方式，其實不是太理想的做法，應該交由專業的社區健康照護中

▼新生兒加護病房的護理師任何一個小細節都不能輕忽，時刻都要如履薄冰，才能守住生命之光如同風中燭火的孩子。

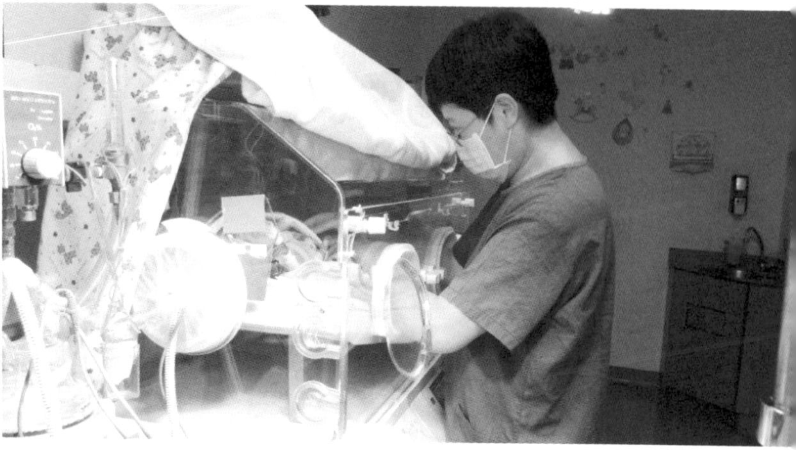

心。可是兒科這個族群太特殊、太渺小，長期住院病童的家屬在孩子剛出院時，對於不熟悉的社區護理人員信任度欠缺，容易在他們評估得不到想要的協助後，又回頭求助於當初的照顧團隊。而我們也只能盡力提供協助，最初顧慮下班生活是否會因此受到干擾，但其實家屬都非常克制，萬不得已才會提出需求，並不會有蠻橫無理的情形。

從恩恩一家人身上，我獲得了許多對生命的省思。即使恩恩無法坐起來，甚至躺在床上連吞口水都很困難，恩恩仍然穿著香香的、乾淨的柔軟薄棉衣，身上聞不到長期臥床的異味，皮膚飽滿有彈性，聽見喜歡的音樂或是熟悉的人聲會露出微笑……。

恩恩是一個被愛包圍著成長的生命個體，他的爸爸媽媽所花費的心血，很難以筆墨形容。我這個一開始就參與的旁觀者，有幸拾取他們的生命花架，拼湊這一幅動人的溫馨。

恩恩是特殊的天使孩子，我看見屬於他生命故事的光芒，有如經過歲月磨難蚌殼中含藏的小砂粒，逐漸長成煥發溫潤色澤的珍珠。從這一家人身上，我看見不一樣的愛的奇蹟。

新生兒加護病房照護，護理師這樣說

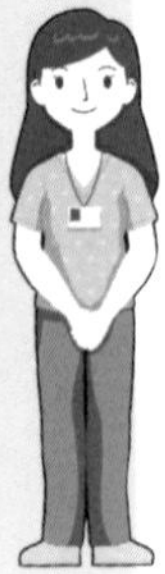

平日與團隊以專業通力合作守護病弱的孩子，直到他們康復出院，重回家庭，繼續屬於他們的幸福。想起自己從護理新人時期即戰戰兢兢摸索許久，才有技術經驗底氣的漫長過程，任何一個小細節都不能輕忽，時刻都要如履薄冰，才能守住生命之光如同風中燭火的孩子。

◆想跟家有腦性麻痺孩子的爸媽共勉

在新生兒加護病房將近二十年，總是有那麼幾個孩子雖然戰勝了死神，卻仍身負缺憾，父母家人的挑戰是接住生命的交棒，需要在限定時間內從醫療團隊學會專業的照護技巧，例如：胸腔物理治療（拍痰）、抽吸呼吸道分泌物（抽痰）、儀器使用維護等；承擔起親職責任，學習繁瑣的照護專業技能雖然不容易，但辛勞的過程與收穫將一如陽光下融化的雪花般，流淌的雪水雖冰寒刺骨，卻灌溉了彼此生命，開出奇美又芬芳的花朵。

【醫療照護小辭典】

註4 低溫療法

低溫療法可有效降低新生兒缺氧缺血性腦病變不良的預後，其主要是利用體溫下降達到減緩新陳代謝的原理，治療作用類似電影中將主角受損的身體冰凍起來進行修復，然後在某個時刻復活，甚至進階成更完美狀態。可惜現實中只能降低腦細胞受損，幫助神經功能恢復，進而減少存活者神經學上的後遺症及嚴重的腦性麻痺、視覺障礙等，甚至降低死亡率。

註5 治療性關係

在護理教育中，護理師與病人之間的互動拿捏，一直是重點，在臨床工作也會不斷出現不同的考驗。在教科書上的定義，護理人員與個案間的「治療性關係」，是透過護理照護工作提供病人在身心靈的照護、協助與指揮等的需求，並從力量、信任、尊重與接納進一步塑造緊密的人際互動關係中呈現出治療性的本質。

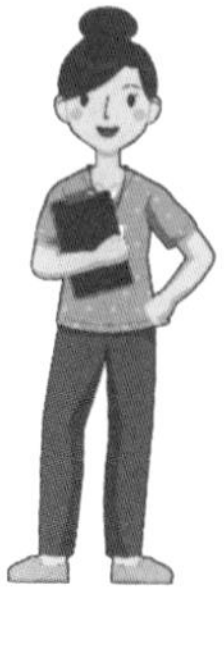

3

開刀房裡的世界

新生兒／產婦 手術室／整形外科／婦產科／小兒科／麻醉科

陳素華
手術室整形外科小組長

我是開刀房護理師，一般人沒有機會進來的開刀房，這個空間是我最喜歡的工作環境。最近這幾年，我主要負責整形外科手術。值假日班時，開刀房只接急診刀，就是見招拆招緊急搶救，腦外傷、骨折、小兒科、婦產科……哪一科的手術都有可能。

「等一下寶寶生出來，我們都會放在妳旁邊，讓寶寶跟妳肌膚接觸，給妳看看寶寶的樣子喔！」

很快的，第一個寶寶出生了！隔不到一分鐘，第二個嬰兒，再隔三十秒，第三個嬰兒抱出來了！十二點四十四分到四十六分，三個寶寶出生了！

「媽媽，這是大姊、這是二姊、這是小妹妹！」這些是小兒科的護理師在處理，讓媽媽看寶寶們，讓寶寶們跟媽媽臉貼臉進行初步接觸，我們也在旁邊幫忙。

這時就是嬰兒哭聲此起彼落的時刻，大家都忙得好幸福。

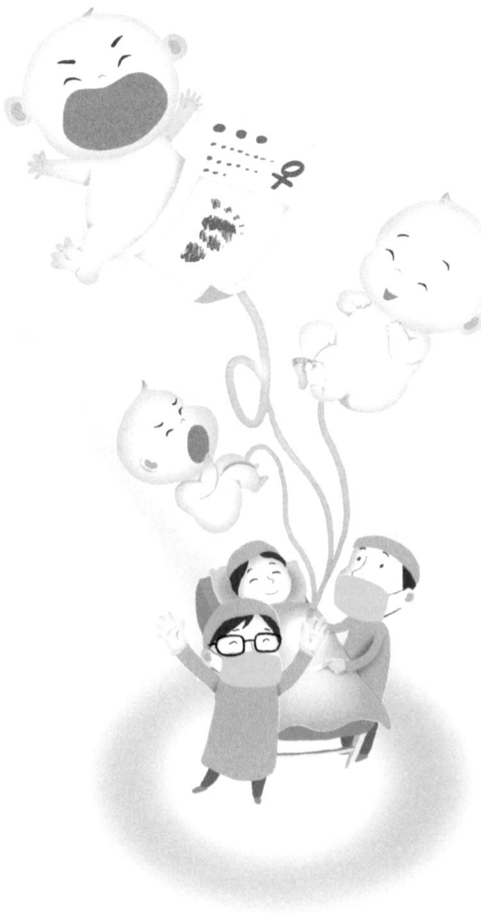

✿連假急刀的考驗：護理人力調度

記得那天是端午節四天連續休假的第二天，星期六，我值假日班。開刀房的假日班由麻醉科醫師控臺，意思就是哪一間房接哪一臺刀由他決定。上午十點多，婦產科住院醫師打電話到開刀房通知有緊急剖腹產。麻醉科醫師撥內線分機給我，我記得是十點四十二分接到電話：「姊，有一臺三胞胎耶！滿急的，要進來了喔。」我的第一個反應是：「三胞胎！那我們要放哪邊？怎麼辦？」

通常一臺手術需要兩位護理師協助，假日我們安排五個人力，原則上可以安排兩臺手術在兩間開刀房同時進行，還有一位是像協調補位的角色，這一天我就等於是這樣一個角色。「線上已經兩線了，兩臺手術正在進行，一個是骨科、一個是心臟科……」

等於四位開刀房護理師從早上八點就開始，到現在還在線上忙碌。幸好，打電話去瞭解進度時，兩臺刀都陸續在收尾。通常心臟科手術會比較久一點，幸好不到十點就結束，太好了，至少有開刀房護理師的人力可

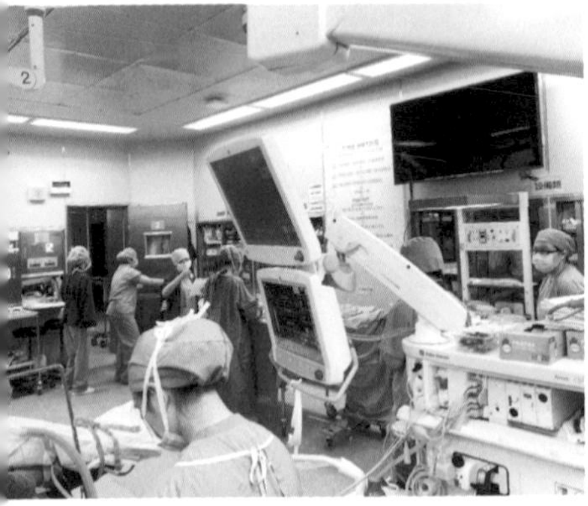

▲得知要進行剖腹產三胎胞手術，假日當天值班組長陳素華緊急調度刀房人力，更有三組人馬趕到場，準備立刻為新生兒檢查及照護。

以來準備即將開始的剖婦產了。

✿ 聽到嬰兒的哭聲，安心又感動

選定二號大間開刀房，兩位護理師就位，備好所有器材、耗材，我負責跑前跑後張羅補位。一位麻醉醫師、一位麻醉護理師，婦產科主刀醫師的魏佑吉醫師也就位了。還有小兒部由張宇勳醫師帶隊，背著新生兒急救包過來，總共六個人聲勢浩大的走進來，一位醫師配一位護理師，三組人馬到位，可以同時做新生兒照護，旁邊備著三張等著要放小寶寶的保溫箱檯車。

婦產科魏佑吉醫師在我們刀房是有名的快刀手，開刀速度很快，判斷果決明快，對於要接生三胞胎，他沒有一絲的緊張焦慮，果然是經驗老道。

「還要備什麼嗎？」我們三個刀房護理師再做一次最後的確認，因為是三胎胞，很多器械、耗材應該要準備三份，清點完畢，「應該都好了，應該可以了。」

這時，產房護理師和家屬把產婦推進來開刀房的等待室，我們就趕快去接她。因為產婦會緊張也會痛，我們在推她進手術房的路上，就一邊安撫她：「媽媽妳加油，妳痛的時候盡量深呼吸。」

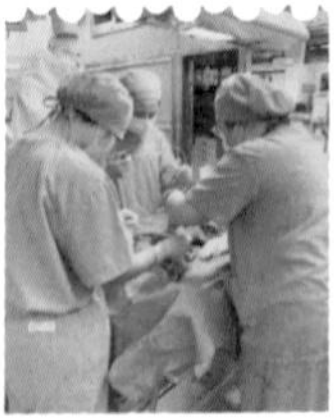
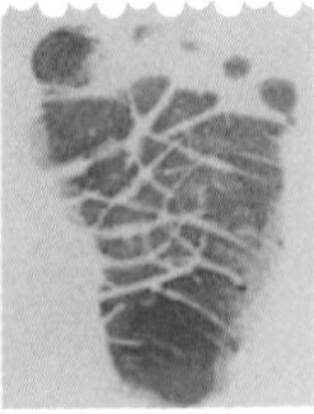

◀聽到嬰兒此起彼落的哭聲，開刀房裡的所有人，手上的工作沒有停，都覺得好幸福。

讓產婦躺上手術臺就定位後，由麻醉醫師為她進行半身麻醉，麻醉生效後，魏醫師說：「那我開始了。」產婦的身上覆蓋著綠色的無菌布，在魏醫師拿起手術刀劃開腹部皮膚，下一層到肌肉層、腹膜層，進到腹腔，然後看到子宮，劃開子宮……，魏醫師手上動作井然有序，我們就一邊跟產婦對話，讓她不要緊張，「等一下寶寶生出來，我們都會放在妳旁邊，讓寶寶跟妳肌膚接觸，給妳看看寶寶的樣子喔！」

很快的，魏醫師就把連著臍帶的小嬰兒從子宮裡抱出來，把臍帶這一端夾住、另一端夾住，然後剪刀咔嚓剪斷臍帶，第一個寶寶出生了！

隔不到一分鐘，第二個嬰兒，再隔三十秒，第三個嬰兒抱出來了！十二點四十四分到四十六分，三個寶寶出生了！

小兒部隊伍按照早已分好的三組人，「你一、你二、你三……」立刻把寶寶接到保溫檯上，把鼻子的痰液吸抽出來，先做初步檢查。寶寶做好嬰兒護理，擦得乾乾淨淨，蓋好腳印了，之後就把寶寶用溫毛巾包起來，抱到媽媽面前，對她說：「媽媽，這是大姊、這是二姊、這是小妹妹！」這些是小兒科的護理師在處理，讓媽媽看寶寶們，讓寶寶們跟媽媽臉貼臉進行初步接觸，我們也在旁邊幫忙。

這時就是嬰兒哭聲此起彼落的時刻，大家都忙得好幸福。看到嬰兒平安出生，當下我真的眼角泛淚了，而且，一個又一個，然後又一個，三個新生命的誕生，在開刀房這個空間，每個人的嘴角都是愈來愈上揚，大家都止不住好心情。也宣告第一階段任務成功，三個寶寶平安誕生！

✿計數器械醫材用量正確，才能關傷口

魏醫師將胎盤拿出來之後，開始檢查產婦體內的出血情況，確認裡面沒有出血，醫師才能開始縫合。

「我要關傷口了喔！紗布對了嗎？」聽到魏醫師這麼說，兩位護理師開始數紗布。一開始用了多少塊紗布，結束時就要有多少塊紗布，要跟醫生報告。

我們有一個叫紗布桶，沾滿血水的就往紗布桶裡放，還有計算紗布用的「計數盒」，一盒有十個格子，盒子是透明的。兩位護理師一起，一個把用過的從紗布桶裡拿出來塞到計數盒，以十為單位，例如：用過的放滿五盒的計數盒，加上臺子上有十片拆開待用的或有沾到血而不用的，總共六十片，數字正確，我們就跟魏醫師說：「紗布對了。」

「那我關了。」魏醫師開始關傷口，由內往外一層一層縫合。

其實除了紗布量，我們兩位護理師要計算所有用過的東西的數量都是正確的，包括針頭等等，因為，絕對不能讓器械或醫材掉在人體裡面。

✿ 用紗布計算失血量，確保病人安全

我們還有一件重要的任務——避免病人在手術中出現失血過多的風險。

我們用紗布量來計算病人的失血量，簡單的算法就是把用過的沾血紗布秤重，然後扣掉乾紗布的重量，乘上總共用了多少張濕紗布，就是失血量。大約每半小時、一小時，我們就要算一下病人的失血量。

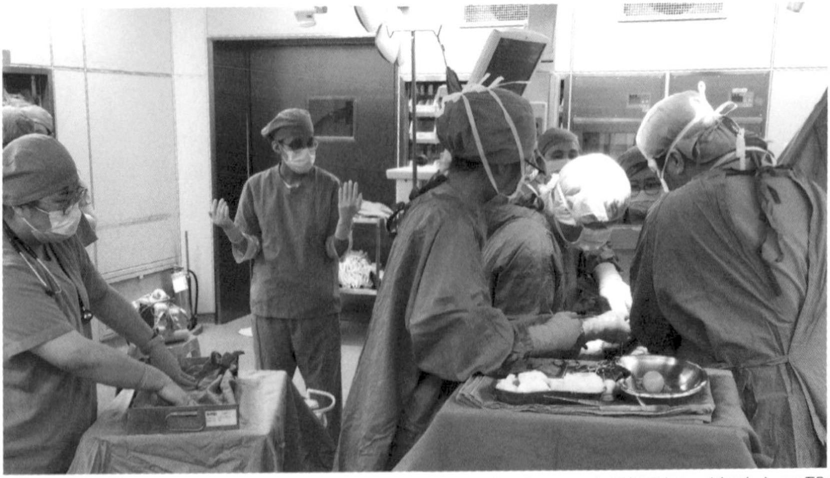

▲ 開刀房的護理師，主要分為刷手護理師及巡迴（流動）護理師，協助主刀醫師順利完成手術。

至於剖婦產的產婦，因為血水會混著羊水，光用紗布計算失血量會失準，但手術時（血水）抽吸瓶的量在五百西西之內，失血量在安全範圍內，所以不需要為她輸血。確保了產婦的身體健康無虞，整個三胎胞剖婦產手術，至此成功圓滿，母子四人均安！

這是我第一次的「三胞胎」經驗。非常感動。

✿ 被術前訪視的衝擊，當自己躺在手術臺上

花蓮慈濟醫院開刀房護理師，是我的第一份工作，算一算，已經二十七年了。為什麼我喜歡「開刀房」？因為我覺得這是一個神奇的地方，病人送進來，經過手術把病灶切除，病人就有機會痊癒，快速解決病痛。我非常喜歡這種感覺，讓我感受到自己身為一名護理師的價值。

雖然病人不可能認出我是他手術中幫忙的整形外科手術護理師（註6），但沒有關係的，我自己知道就好了。特別的是，雖然我可能不會認出病人，但我已經培養出很會認傷口的能力，「啊，這隻腳，上個月開過的。」

幾年前，我們的員工健檢可以選擇高階健檢，我就邀了先生一起，怎麼知道我的

檢查報告出來，上面有了紅字，而我先生也是，我們兩人同時發現罹癌。那種雙重的打擊迎面而來，現在回想一得知訊息的那當下，如同晴天霹靂，不敢置信我得了肺腺癌而我先生得了膀胱癌，我們的孩子才念國中，未來怎麼辦？！當我站在診間看完報告，眼淚流個不停，記得當時好多等著看診的民眾一直看著我，現在想起還是覺得很心酸。去接孩子放學的路上，眼淚還是流個不停，想到我們夫妻如果都走了，孩子一個人要怎麼辦？對於未來害怕極了……

我還記得當自己躺在手術臺上，手術室護理師來做了術前訪視。我冷不防的感覺是「我的角色被換了！」過去都是我為病人做訪視，如今的我竟成了被訪視的病人！突然發現能夠健康的工作是多麼幸福的一件事，而且他們的鼓勵與加油真的很暖心。永遠記得放射科及護理師當時對我說的話：「加油喔！希望開刀完，妳可以趕快回到工作崗位喔！」

經過一段時間的調養，我終於再度回到自己熱愛的工作崗位。

現在的我，珍惜每一天能上班的日子，珍惜每一天與家人相處的日子。對於身邊的人事物，我變得更容易感動，也常常懷著感恩的心面對一切。

手術室的整形外科小組長這樣說

手術室與其他單位不同具有其特殊性與獨特性，病人可能因為我們的一個動作、一個恍神造成傷口感染發炎危及生命，所以開刀房「無菌」觀念在初期建制特別重要。

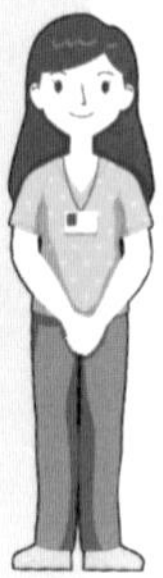

剛開始進入手術室一定覺得很衝擊，要學習認識上百種千種的器械名稱，還要學會操作各式各樣的手術儀器設備，還有千百種的醫療衛材，醫師習慣手術流程，甚至還可能需要安撫醫師的情緒，而這些都是以前學校沒教過的，一切都需要重新學習，因此承受的壓力可想而知一定很大，沒哭個幾回是不可能的，但是當你順利的完成手術病人平安送離刀房時，這種成就感也是很大的。

◆想跟進行開刀的患者和家屬共勉

手術前一天，會有手術室訪視的護理師去探望病人，會先說明手術過程及注意事項，請病人家屬配合醫護人員提醒事項，保持一顆平常心，切勿焦躁不安，才能保持身體最佳狀態進行手術，其他手術部分就請放心交給專業的醫療團隊，如此也能有助手術順利完成。

職場中面對著許許多多的生老病死，其實這是每個人都會經歷的，只是來得早或晚，或者遇到是這種疾病或那種疾病而已。當我們真的遇到了，就積極處理、勇敢面對，不要怨天尤人或是遷怒旁人，要相信醫護人員與病人是一個團隊，共同目標就是治療疾病，恢復健康。

【醫療照護小辭典】

註6 認識整形外科手術護理師的工作

周一到周五，開刀房護理師的工作時間就是早上八點到下午六點。我開車送小孩上學後，約七點二十抵達醫院，走進合心樓三樓。到更衣室換上全套綠色手術服，走連內樓梯下到二樓，進到手術房。打開電腦，輸入自己的代碼，檢視自己的手術排程，「今天有十臺刀。」要大概準備什麼，心裡大致有個底了。

我負責整形外科手術，通常在第十房或第十三房。最近有學妹剛上線，我負責輔導新人，一邊訓練一邊陪著她。

一臺刀需要有兩位護理師，一位「刷手」護理師、一位「巡迴」護理師，通常較資淺的執行刷手職務。例如：這天早上第一臺刀，是腳部的清創加補皮。學妹負責刷手，我負責巡迴工作，機動提供手術中所需用物，處理突發狀況。

八點手術，我們會在之前整理準備好用物，就像要炒菜一樣，先把所有材料排整齊準備好。我會有三個平臺（有輪子可以移動的桌子，我們常說「table」），把會用到的、備用的分開放。主要的一臺車上，放著供應中心送來的器械包布，把綠色布攤開，無菌面朝上，露出器械盒。器械盒裡面有這臺刀要用的基本工具，以整形外科為例，刀、鑷、止血鉗、持針器、蚊鉗、各式各樣的勾勾，約十幾到二十種。此外，我們再把紗布、消毒棉球、消毒溶液、空針、針頭、刀片等等耗材備好。

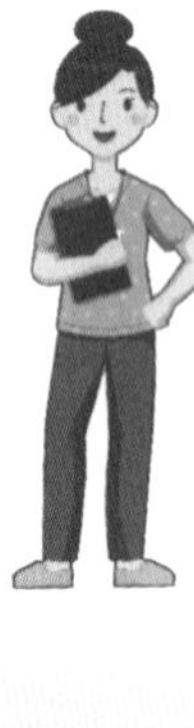

我把三個 table 全部都放好就定位了，就要準備「擺位」。比方說，病人是斷指，我就必須把床變橫的，拉好手架，讓病人可以把手放在上面，方便醫師開刀。然後我會開始準備顯微鏡，還有接血管的儀器設備，止血用的電燒機插好電，吸血水用的抽吸機先測試一遍功能……該準備的機器我們都會先準備，該測試的也都會先試過功能正常。

接著就從護理站把病人推到自己的房間裡面，再將病人移動到手術床上。這時，由麻醉醫師為病人進行麻醉。病人進行麻醉的時候，我們就會開始刷手消毒，確保無菌，然後拆封器械，接著就等候醫師開始手術。

手術時，通常我們會報失血量給臺上的手術醫生。麻醉科醫師與護理師在一旁監控，包含點滴輸液、呼吸道通暢否，都是麻醉科在負責。

我們會說：「Blood loss！現在病人失血量五百了。」主刀醫師與麻醉醫師就會評估病人的血紅數，如果原本血紅數值正常，那失血五百西西還可以接受，但如果病人血紅數原本就偏低，手術又失血五百西西，醫師就會要求：「幫我叫個血。Pack 2U 好了。」

我們就會打電話給血庫：「我病人叫XXX，ID是XXXXX、病歷號XXX，我要哪一種的血（全血或紅血球）、兩單位。」一緊接著血庫送到我們開刀房，我們就開始核對血單，病人的血型要正確，血有沒有過期，病人的身分證字號跟姓名，跟血袋號碼是否正確，由我們開刀房護理師跟麻醉科護理師一起核對。核對正確之後，就開始為病人進行輸血。

我曾經遇過失血量三千西西的手術，等於病人全身的血都換過一輪。

手術室由醫護人員執行著各種不同的角色，各司其職分工合作，以病人為中心來完成手術。

- **手術室護理師**的工作職責是進行第一步病人安全把關的工作，核對病人、術式是否正確，從等候室將病人接入手術房，瞭解病人的診斷、術式、擺位準備所需手術器械、衛材、儀器設備……等；手術室護理師依功能可分為「刷手」與「巡迴（或稱流動）」兩大類。
- **「刷手」護理師**負責鋪設無菌檯與器械，且依照手術流程遞器械，主要站在手術主刀醫師旁邊，並與流動護理師共同進行器械、紗布、縫針等尖銳物之計數。
- **「巡迴（流動）」護理師**負責需協助病人擺位，保護病人皮膚完整性與功能性，隨時掌握手術進行狀況，提供手術所需醫耗材、環境及無菌區的維護、領血、聯絡等等各項事務。

PART 2

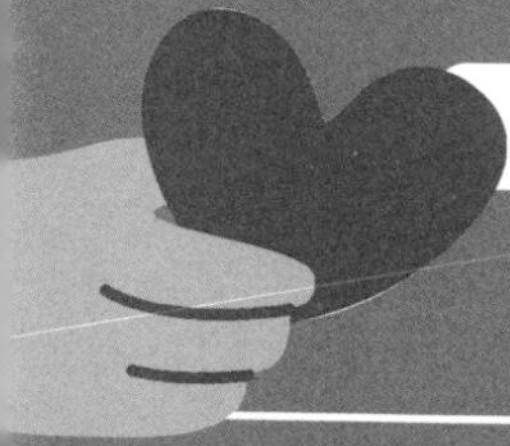

【幼兒～青少年】3 ～20 歲

小兒科♥整形外科♥神經外科

4【新生兒／幼兒／青少年】小兒科——
十四年來的心靈小導師

5【青少年】整形外科——
用畫溝通，無國界的照護祕笈

6【青少年】神經外科——
岩石裡的花

4

新生兒／幼兒／青少年

十四年來的心靈小導師

小兒科

李依蓉
兒科病房護理長

「再見了，阿平。」十四年，在你身上，我學會了所有新生兒護理的技能，甚至練出了絕技；謝謝你訓練了我強壯的心，謝謝你讓我見證生命的力量，讓我懂得愛的給予，無價的收穫。

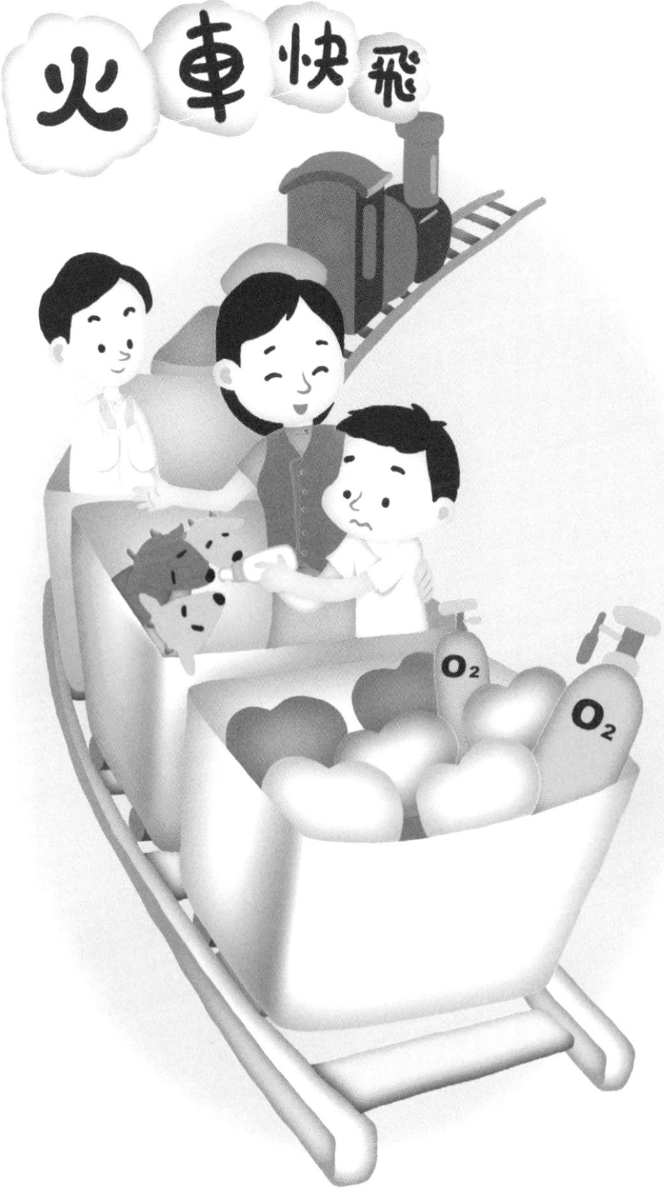
火車快飛
O2
O2

✿第一天認識他，在兒科加護病房站了整整八小時

二〇〇六年十月，那天是我到兒科加護病房報到的第一天。我上大夜班，大半夜的，外面下著雨，我心裡也在下雨。因為，我眼前保溫箱裡的「他」，才八百公克重，我一隻手掌都能捧住，而他身上還接著一堆管路，「天啊，這些管路細的跟麵線一樣！天啊，這要怎麼照顧！」心裡可能喊了不下幾十次的「天啊」，我不敢離開、也不敢亂碰，眼盯著他的動靜，看著他小小胸前的淺淺起伏，「幸好，好好呼吸著，管路沒有鬆脫……」那一天半夜到天明的上班八小時，我就是像木樁一樣定定站在保溫箱前度過的。

那個八百公克的他，就是「阿平」。

這是我進入醫院兒科服務五年多的時間點，那時候一連好幾個我照護的罹癌小病童去世，讓我嚴重懷疑自己的工作價值，「那麼辛苦的照顧他們有什麼用？還不是死了！」非常難過，所有的感覺只剩下沮喪，我跑去跟護理長說：「我不想做了！沒有意義。」護理長是過來人，她回我說：「那你要不要去接受急重症訓練？換個環境看看。」

我想試試也無妨，把自己死馬當活馬醫，就來到兒科加護病房，一個月的訓練

期，我認識了阿平，在他身上學到新生兒護理的專業技術，也看到小生命的力量；他的小小身軀一直對我發出訊息——「我都這麼努力想活著了，你有什麼好沮喪的！」

守候阿平的那一個月裡，我找回自己生命的重心，繼續護理工作的能量，我沒有辭職，而是回到了兒科病房。

✿ 一波又一波考題，高強度兒科護理訓練的「老師」

阿平一出生，就被遺棄在花蓮市郊的某個角落，被路人發現而轉送門諾醫院，因為有「先天性臍腹裂（註7）」需要由小兒外科專科醫師緊急手術治療，因而轉送花蓮慈濟醫學中心，由小兒內外科團隊緊急為他施行手術。

一般胎兒在媽媽肚子裡待滿三十八周以上出生，而大於二十周、小於三十七周出生的，就是早產兒。約三十一周出生的阿平，一出生時身體外觀一看就像肚子破開了洞，腸子和部分臟器外露，沒有立刻處理也造成部分腸道的感染壞死，醫師不得不緊急切除壞死的腸道。

正常人的腸子約九十至一百一十公分長度，阿平的腸子保留約三十公分，變成「短腸症候群（註8）」。阿平在緊急手術後被送進兒科加護病房觀察，我在跟他初相遇一個月後回到兒科病房工作，他則一直住到滿周歲才「畢業」。阿平可以平安活到周歲，兒科加護病房所有的護理師和醫師比誰都開心，還幫他辦了周歲慶生會。

阿平棄嬰的身分和他因早產而纏身的疾病，讓他在各安養機構「被」流轉（因安養機構通常人力有限，且一般的看護並不具備護理專業，何況阿平的身上銜接很多治療的管路，更不容易照顧），而我和阿平的緣分沒有因此而結束，因為他一出生就注定是要反覆進出醫院的命運。

「阿平，你又來了！」每一兩個月，阿平就會因為各種感染症狀被送來兒科病房。有一段時間發現阿平常常昏昏沉沉的、意識紊亂，還突然抽搐，除了短腸症常見的體內電解質不平衡現象，但我們懷疑他還有水腦症（註9），經過醫師檢查確診，再次進開刀房在阿平的腦室安裝腹腔引流管，才改善了水腦症狀。

阿平也有很多早產併發症，例如無法正常發音說話，眼睛是複視，看不清楚影像，但相對的聽覺異常靈敏。

我和護理夥伴們從每一次照護阿平的經驗，變得更熟悉新生兒及兒科重症照護；我們能夠在專業上更上層樓。照護期間，我們必須學習如何與阿平溝通，因為他不會說話，他的非語言表達方式包括：哭鬧、用手敲打自己的頭和身體、尖叫或呻吟……我們必須揣測他的需求，例如：當他呻吟及尖叫，表示他需要被抱抱，需要有人陪他、說話給他聽；他用手拉尿布時，表示他大便了必須換尿布等；他的身上有中央靜脈留置管路，如何固定管路、維持管路的密閉性才能避免感染；因為重症的新生兒，免疫力低，一不小心就有感染可能，所以固定好好動的阿平的管路，這件事對他來說非常重要，對我們來說則難度非常高。我們的新生兒護理能力在陪伴照顧阿平的同時日漸提升，這一切要感謝阿平不斷出給我們的考題。

✿ 營養針到底要打在哪個位置!?

照顧阿平最大的挑戰，就是「打營養針」！阿平無法像一般嬰兒一樣的餵奶，短腸症讓他的營養吸收能力大打折扣，小小身軀早早就多了一條外接管路：「中央靜脈導管（註10）」，把高濃度營養液和藥直接送進血液裡，希望在他短短的腸子把東西「排」出來之前盡可能的補充到營養。但阿平怎麼會知道這是他保命的管子不能隨便拉掉？小嬰兒怎麼也做不到啊。

然而阿平的發展較一般孩子慢，滿周歲了體重還不到五公斤，沒有正常出生嬰兒重，又只能躺在床上，但日漸長大也變活潑、活動力變強，他不能走，但他很會翻來滾去，總是一不小心就把管線滾掉或弄鬆脫了，每次導管因此要重裝，就是我們最大最大的考驗，因為我們傷腦筋「這次要打什麼位置？」，還要關心他會痛，心情也變得不好。

阿平的全身從頭頂到腳底都上過針，連後背、側胸都沒錯過。阿平的身上因此留下一個又一個的疤，又要裝上導管針，他當然怕痛、當然不開心啦。

為了防止阿平再滾動弄脫管路，我還曾異想天開的跑去花蓮市區的布莊裁布回來，想辦法把管路包好，結果，撐不了多了還是失敗……

還有一次是決定為他在小腿裝置希克曼式導管（註11），這種導管的好處是裝好能使用好幾年，但阿平的條件不符健保規定，自費要一萬多元，我們就去募了錢、一些護理師也出一點，成功幫阿平裝上了！只是沒撐到一年，就因為一次感染而不得不拆除。

每次重新安裝靜脈管路，伴隨的是要確實消毒更換的管路、保持無菌，因為阿平是一個免疫力很薄弱的生命體，稍有不慎，就可能產生敗血性休克（註12）而失去性命。實際上，我們再怎麼小心謹慎，這些危險狀況在小小阿平的身上還是免不了發生，幸好我們一起逃過一劫又一劫，阿平在驚險考驗中慢慢長大。

✿暗自慶幸，沒有消息就是好消息

快兩歲了，我們開始幫阿平訓練咀嚼能力，餵他吃稀飯湯，當然，他一吃，腸子立刻蠕動，不一會兒就排出水便，所以一天至少要換二、三十片紙尿片。在醫院，一天二十四小時有三班護理師，平均一班為他換八到十次的尿片，還要避免造成屁股紅腫濕癢而長尿布疹。

一個身上有管路的短腸症小孩，在醫院有護理師連番上陣照顧，但對一般養護機構來講，即使在人力上也是不小的負擔，所以得知阿平一段時間就被轉到另一個機構，我們也能理解。我們兒科病房總共約二十個護理師，阿平對我們每個人來說都已經像自己的孩子，是我們很歡迎的超長住院的常客。有幾次不得不出院（因為健保規定，一次住院最多只能兩個月），要隔一星期才能再住院的期間，就會跳出一個「護理師媽媽」，把他帶回家照顧。

終於，在阿平七歲時入住花蓮崇恩長期養護中心，生活就此安頓下來。住進崇恩之後，他受到良好的照顧，幾乎有兩三年不曾再因緊急狀況送急診，機構負責人黃瑞蘭女士也非常疼愛他，甚至請復健老師帶著他讀書。

我偶爾會想起阿平在安養機構過得好不好，想起他如天使般的笑容，但我告訴自己：「沒有消息就是好消息。」

巧合的是，每年農曆年前阿平總是因為生病會來住院一趟，讓我忍不住揶揄地笑他：「你又來領我的紅包了！」阿平就會發出抗議又開心的「啊依啊依喔」聲音。

✿ 我們護理師都是這孩子的媽

我的人生在跟阿平的人生交會之後，也起了變化；在護理職場上，從小護理師漸漸變成資深學姊、副護理長、到後來接下兒科病房護理長的擔子；在生活上，從年輕女孩變成人家的太太、兩個孩子的媽媽。

我在成為一位母親之前，已經因為照護阿平而有當母親的感受，這也讓我在有了自己的孩子之後，更懂得怎麼教養孩子，給他滿滿的愛。我體會到，教養孩子的重點是培養他們正確的心念。每當我辦兒科相關活動時，也會讓孩子參與，當小小工作人員，主要目的是期望他開放自己的心胸學習分享與人互動，也讓孩子學習當一位手心向下、助人的人。

發現阿平對音樂的反應很好，所以學妹就會放音樂給他聽，他也聽得挺享受的。

但有一天學妹跑來說：「阿長阿長，阿平昨天聽到〈魯冰花〉哭得很傷心耶！」我不相信，學妹們就再試一次，「天上的星星不說話，地上的娃娃想媽媽，天上的眼睛眨呀眨，媽媽的心呀魯冰花；家鄉的茶園開滿花，媽媽的心肝在天涯，夜夜想起媽媽的話，閃閃的淚光魯冰花……」真的，他嚎啕大哭起來，似乎要將心中對母親的渴望，全部宣洩殆盡！這是一個沒有見過自己媽媽一面的孩子，居然還是會想念媽媽……，學妹趕緊把音樂關了。

〈魯冰花〉從此成為阿平的「禁歌」。我們也不斷用自己的方式告訴阿平，我們都是他的媽媽，連機構的人也是，大家都很愛他。

順帶一說的是，社工很有本事，找到阿平的哥哥，比他大兩歲，也有短腸症，但所幸症狀控制良好。阿平的哥哥，後來由我們兒科病房的一位護理師收養。

✿ 火車快飛，陪伴他完成圓夢之旅

阿平在愛的呵護中逐漸長大，除了躺床，還可以坐輪椅。如果他可以站立，當年快十四歲的他都要比我高了。

阿平其實從八歲起身體有陸續出現狀況，開始因為頻繁腹脹、腹瀉、發燒、整體意識反應變差等等情形而頻繁掛急診。到十一歲這一年，肝功能指數衰退，一度陷入昏迷，狀況已經很不好！我思忖著，阿平應該被治療到什麼程度呢？我也認真的考慮是不是應該轉安寧療護病房（心蓮病房）（註13），但機構的黃女士很捨不得，不捨得讓阿平走。

最後決議讓阿平接受「安寧共照（註14）」，由安寧療護團隊定期到機構提供照護。安寧共照護理師陳純純是我在兒科帶我入門的學姊陳依琳的姊姊，且在安寧療護方面非常資深，對病人又好，我很放心。純純姊都會將阿平的狀況跟我說，有幾次需要兒科護理方面的協助，我就跟純純姊一起去機構，記得還有一次我把大兒子也帶去了，讓他認識很愛笑、很陽光的阿平哥哥。

二〇一九年，阿平快十四歲了。年底某一天，純純姊說：「阿平的狀況不樂觀，要不要把握時間為他辦一場圓夢之旅？」

阿平這輩子坐過的交通工具只有兩種，如果輪椅也算的話，另一種就是救護車。所以我們想帶他去「坐火車」。可惜最後因阿平的身體狀況不允許（因為必須坐特製輪椅以及使用氧氣，因此不適合坐火車），無法搭真正的火車，沒關係，那我們就搭「小火車」。

心蓮病房團隊常為病人規畫圓夢旅行，所以說他們開了「心蓮旅行社」，這個旅行社不收錢，還要想辦法找車、湊經費；備醫師、護理師、氧氣筒……連拍照攝影記錄都包辦。除了心蓮團隊，機構、我們病房和曾照顧阿平的護理師群，大家互相補位。這趟名為「火車快飛」的旅程即將展開。二〇一九年九月二十二日這一天，風和日麗，一行人驅車前往鳳林的兆豐農場。

為了不想驚擾阿平的作息，大家決定保密這次的旅遊行程，當天再給他一個驚喜。但，風聲還是走漏了，機構的看護在前一晚忍不住告訴他這個好消息，害得阿平興奮得徹夜難眠。雖然前一晚失眠，隔天看似精神不濟，但或許是因為第一次出外遊玩，阿平一整天的眼神卻明亮無比！

我們也把阿平的哥哥邀來了，兄弟至少可以趁這個機會相聚。阿平在農場成功搭乘了小火車，完成了人生的第一次出遊，看到許多小動物，和哥哥還有如家人般的安養機構照顧者、以及和我們在一起。我們還讓阿平自己餵小羊吃奶，這是他第一次接觸小動物，眼睛害怕得瞇起來，怕到整個人很僵硬的拿著奶瓶，那模樣既好笑又可愛。但是，他整天心情都非常快樂！

✿簡單莊嚴的告別，讓愛熱鬧的孩子不孤單

圓夢之旅結束，時序進入二〇二〇年，春天到了，阿平的狀況愈來愈不穩定，更加頻繁地進出醫院。有段時間，我們評估他的生命跡象已到了尾聲，但他突然又清醒了。我跟他說：「你還想多玩一下子啊！」

四月初的某一天，機構的黃瑞蘭女士來電告訴我，阿平在睡夢中離開了。我去醫院太平間看了阿平，他像是睡著的臉龐帶著一抹安詳的微笑，我心中感到安慰。看著他一個人躺在冰櫃裡，忽然有一股衝動，想為他舉辦一場告別式，讓阿平知道他並不孤單。

阿平的告別式簡單莊嚴，許多照顧過他的好朋友都來參加了。大體火化後，我們將他植葬在公墓的樹林裡，特地挑了路口的一棵大樹下安葬，因為他是個喜歡熱鬧的孩子。

✿錯過急診到產科，最終發現自己深愛兒科

因為小時候常生病去看醫生，而對護理工作產生憧憬，但少女時期覺得「世界與我作對，我也不稀罕」，功課不好、長得又肉肉的，敵對的小孩，變成喜歡護理工

作，想到急診科被拒絕、想到婦科被送到小兒科，然後發現自己好喜歡小兒科！

因為在小兒科裡，必須讓自己的年齡跟孩子一樣才有辦法與病童互動，所以天天都很年輕。孩子們的反應很直接也很單純，當孩子信任我時，才會願意讓我抱抱；當孩子把身體依靠在我們身上時，那是一種信任，對臨床護理師來說，就是一份最真誠的安慰與最崇高的護理價值，也是我一直堅持持續待在兒科病房的原因。

阿平這輩子沒有真的「講」過一個字，只能嗚嗚啊啊，眼睛從來也看不清楚，但他有最純真的笑容、最強的生命力，為我體現了人生最美好的價值。

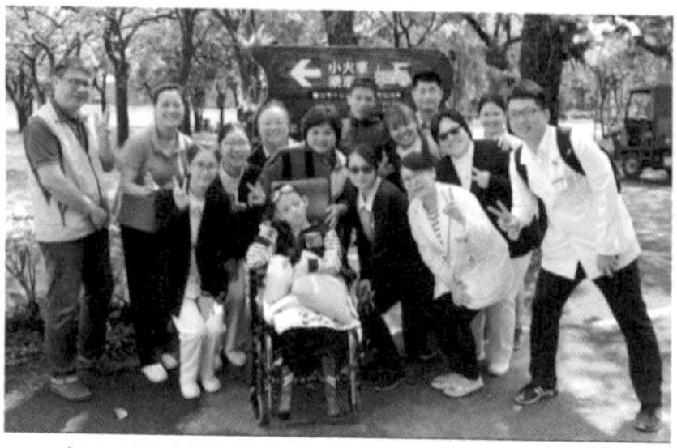

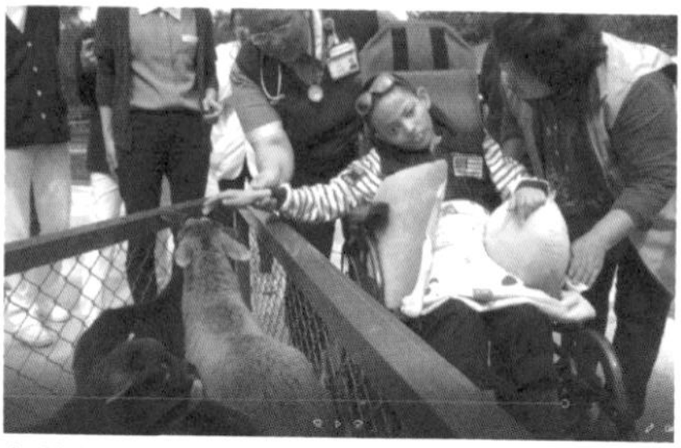

▲ 十四歲的阿平，在哥哥、如同家人的安養機構照構者、醫護團隊的陪伴下，第一次自己餵小羊，也生平第一次搭小火車。

小兒科照護，護理長這樣說

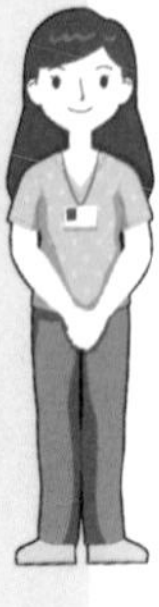

照護這樣重難症的孩子，最需要的是細心、耐心與勇氣，必須細心仔細的進行身體評估，耐心的為孩子找出問題當孩子的代言人，尋求醫療資源協助孩子們解決身體的不適情形；也需要勇氣挑戰自己的護理專業面對重難症病童的評估、處置、以及提供個別性的護理措施，面對不熟悉個案時可以查閱相關書籍文獻增進自我專業知能，不僅可以幫助孩子亦可以累積自我的專業護理經驗。

「孩子」永遠都是父母親心中的寶貝，從在媽媽肚子裡開始孕育到出生，沒有人願意或想要讓自己的孩子生病或是產生缺陷；但總有不從人願的時候，面對發展遲緩的孩子需要更多的耐心與陪伴，第一要件是父母必須要接受自己的孩子有發展的問題，與孩子共同面對未來」；第二要件是絕對不要拿自己的孩子與別人的孩子比較！要看見自己孩子的進步與成長，多用鼓勵方式鼓勵孩子，並且找到可以增進孩子與父母自信心，最重要的是陪伴孩子共同學習，孩子的品德與品性發展比成績高低來的更可貴喔。

【醫療照護小辭典】認識醫學名詞

註7 先天臍腹裂

當胎兒在媽媽子宮發育的過程當中，器官開始慢慢生成，但因早產而使器官，包括腹部肌肉和壁膜，在未發育完全的情況下，胎兒就被迫脫離子宮，形成「先天性臍腹裂」，這會導致臟器或腸子外露。

註8 短腸症候群

主要因為手術切除小腸後造成。小腸負責吸收食物裡的營養成分，小腸不夠長時，身體無法吸收足夠的養分來保持健康，體重也不易維持。

註9 水腦症

一般人俗稱「腦積水」，如果嚴重的話，從外觀就看得出嬰兒的頭部腫大。正常人的腦脊髓液的成分類似血液，含有多樣的鹽和電解質，如：鈉、葡萄糖等。水腦症是指腦脊髓液不正常堆積於腦部。

註10 中央靜脈導管

全稱「周邊置入中央靜脈導管（Peripherally Inserted Central Catheter, PICC）」，需先局部麻醉，在手肘靜脈處進行穿刺（通常會配合超音波引導），再慢慢插入導管到靠近心臟的上腔靜脈處，最後露出一段在體外，約三到五公分，裝置時間約五十、六十分鐘。

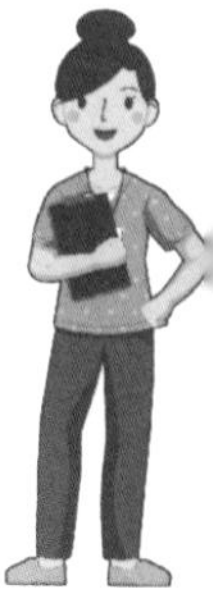

一些高濃度、高刺激性的藥品，尤其是升壓劑等急救藥物、化學治療藥物或是高滲透壓的全靜脈營養製劑，由於對小血管較具刺激性，易發生靜脈炎，且漏針時有可能造成局部組織壞死，因此亦需要由中心靜脈導管給藥。

註11 希克曼式導管

Hickman 導管是中心靜脈導管種類之一，最常以短期至中長期使用靜脈輸液、短期化療、中長期全靜脈營養為主，住院中或居家都能使用。使用期限大約6個月。

註12 敗血性休克

敗血性休克（septic shock），又稱感染性休克，是指罹患嚴重敗血症而休克。敗血症（sepsis）是指身體面對感染後產生的極端反應。進展到敗血症時，代表感染嚴重。

註13 安寧療護病房（心蓮病房）

安寧療護是由醫護專業團隊，以完整的醫療、護理等措施來減輕或消除癌症末期病人或末期疾病病人的各種痛苦症狀，提供身、心、靈的完整照顧，協助病人及家屬面對死亡的調適，真正做到有尊嚴與品質的生活，達到生死……。

註14 安寧共照

指在兒科病房中若癌症末期／重難症病童有安寧療護服務之需求，由該單位之醫護人員照會「安寧共同照護」，藉由安寧團隊人員與原醫療團隊二者合作，共同擬定照護計畫及諮詢服務，緩解生理與心理上不適，使病童及家屬能獲得更好的照護模式。

5

青少年　整形外科

用畫溝通，無國界的照護祕笈

陳怡陵

整形外科病房護理長

又是新的一天，全新的開始。七點十分，我帶著一張還沒完全睡醒的臉，走過大門、穿越長廊，走進護理長辦公室，沿途花了八分鐘。換上護理師制服後，我一邊打開電腦，一邊吃著早餐、整理桌上的文書資料，盤算著重要的代辦事項。這是一如往常的早晨，接著我要去探望的是一個特別的異國少女。

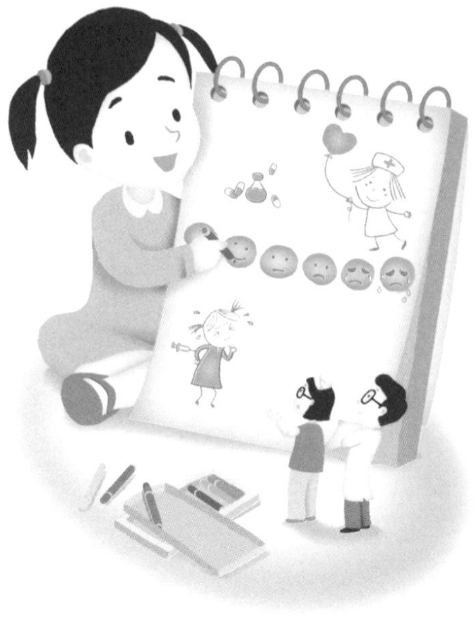

✿ 初次見面，瘦弱乾癟沉默的少女

「早安！Good morning.」林欣榮院長對著隨行的寮國志工師姊問候，試著跟寮國小妹妹（Somsaksy Panekham）說英文道早安。林院長探望過後，就用他一貫俐落快速的步伐離開，接續他忙碌的下一個行程。這是我跟小女孩的第一次會見。

這輩子沒聽過寮國話，請教了翻譯志工，小妹妹的名字要怎麼念，聽到很長一串音，不容易記，大家乾脆順著名字中譯，叫她「小班克」，俏皮又好記。

瘦弱乾癟的小班克躺在病床上，臉上沒什麼表情，看得出來對陌生環境有一種僵硬不適的警戒感。爸爸阿肅的身形矮小，結實精壯皮膚黝黑。小班克皮膚也黑，是那種長期曝晒在太陽下累積出來的膚色。

慈濟的義診足跡遍及許多國家地區，尤其在大型天災發生之後，慈善與醫療都會接力賑濟，我曾經參加墨西哥地震之後的重災區義診，也結識了幾位墨西哥好朋友。而我們整形外科病房這些年來，也累積了不少國際個案照護經驗，包含巴西、菲律賓、馬來西亞、西藏等國家病情棘手的個案，英語溝通大致上不成問題。

醫治來自於寮國的病人，這是第一次。網路上也不太查得到寮國語，只聽聞跟泰語很像，寮國字體看起來跟泰國字有點像，像符號又像小蚯蚓，很難模仿，幸好有翻譯志工在。但醫療常用的對話、語句、檢查等專業用語，翻譯志工也需要仔細琢磨推敲才能正確翻譯。和寮國個案溝通，會是一道需要跨越的障礙。

✿ 血管瘤跟著長大而受難的小女孩

寮國阿速坡省二〇一八年水患後，慈濟前往賑濟救災，接著舉辦大型義診時，爸爸帶著小班克前去求診，慈濟志工發現她病況嚴重且家境無法負擔醫療費用，決定由慈濟基金會援助，才會來到花蓮就醫。

資料上寫著，小班克的爸爸阿肅靠種咖啡維生，養活一家五口，可是如果要出錢給

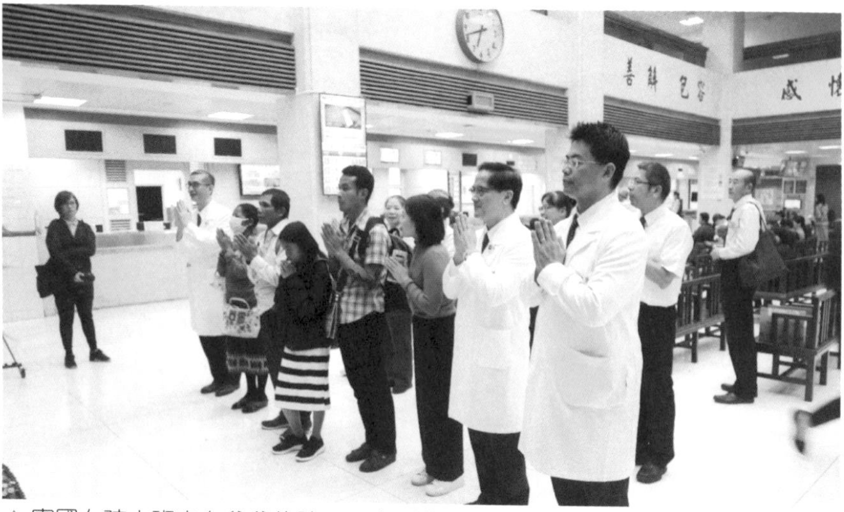

▲寮國女孩小班克在爸爸的陪同下來到花蓮慈濟醫院就醫。

小班克看病，預計會花掉大半生活費，沒錢時就無法再帶她看病了。小班克是大姊，她出生後右大腿後方就有一塊暗紅疹子，像一個小小的紅色胎記，後來診斷是血管畸形腫瘤，或稱血管瘤。隨著年紀增長，血管畸形腫瘤慢慢擴散至右側大腿與臀部，並且腫得比左大腿還要粗上兩倍。

十二歲這一年，小班克的動靜脈血管畸形腫瘤已成為拳頭大小，垂掛在鼠蹊部與右腿中間，影響到如廁及行動。而且臀部因為長期摩擦出現了小傷口，擦了當地醫師開的藥膏，但走路時反覆摩擦，傷口一直無法癒合，她也只能每天忍著痛，用異於常人的姿態行走。

✿成立跨科醫療團隊，消除紅色大片胎記

個案的基本資料從寮國傳來後，林欣榮院長即成立跨科醫療團隊，請耳鼻喉科陳培榕副院長擔任召集人，整合了整形暨重建外科、影像醫學部、放射腫瘤科、護理部等團隊共同討論。

在小班克住院後，召開醫療團隊會議，小班克、爸爸阿肅和志工也一同參與會議，決定治療方針和計畫之後，就展開一系列的治療。而我們病房的護理師，就在這

▼整形外科病房護理師們開始動腦動手繪出與賽國病人溝通的圖卡。

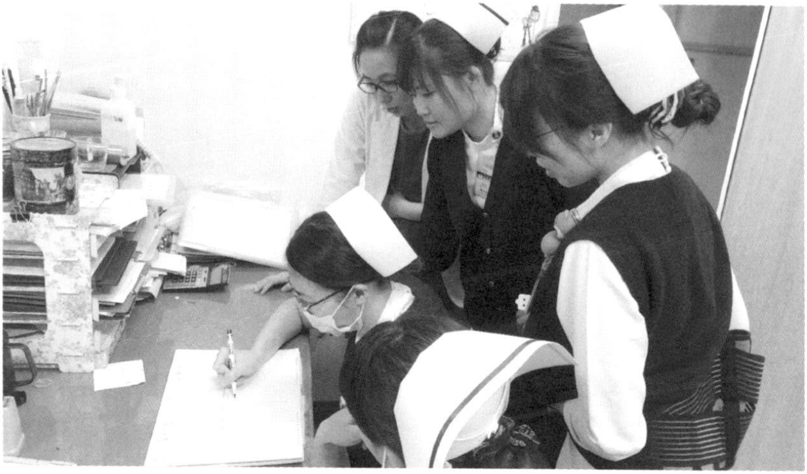

幾個月期間，看著小班克被帶去做各項檢查，進行長時間手術，包括難度很高的動靜脈及微血管畸形瘤的切除手術，多達四次的清創手術，還有從左腿取皮來補傷口的植皮縫合手術……。

✿語言有隔閡，就以畫溝通吧！

瘦弱的小班克要經歷這麼多手術，即使有用了止痛藥，但因為原本臀部上的慢性傷口，再加上手術後在肛門旁的傷口，讓小班克每次在換藥時都會愁眉苦臉。而先天的動靜脈和微血管的畸形，也影響了傷口的癒合速度，主治醫師李俊達醫師在過程中也不斷地叮嚀我們，傷口除了要保持乾燥外，也要盡量讓小班克臥床，避免傷口縫線因移動造成裂開影響癒合。

我們的護理師是照顧小班克第一線的工作同

仁，語言不通有點麻煩，盡可能溝通順暢會最好，而且又不能隨時連半夜也一直麻煩翻譯志工，怎麼辦呢？

我忽然有個靈感，開始翻自己的辦公室。我的辦公室總是會出現一些有用的「寶物」。我找到一本空白的A4圖畫冊！這是之前國際醫療中心的同事送給我們的。

我先開始在第一頁寫下臨床常會用到的問題，也是辛苦的小班克很需要的——感覺有多痛（1～10分）的疼痛評估表（註15）？然後在下面畫了六個圓圈代表臉；大笑容臉是零分，表示完全不痛，中間是沒什麼表情的臉表示五分，最右邊是痛哭臉，畫上好幾滴大眼淚，表示十分，最痛。

我開始畫了之後，就找了當時身邊有空的護理師，誰有空就過來，想想會問病人的題目，然後畫出來；有時一張紙分成上下左右四格，同時左邊、右邊各一個人畫，連住院醫師也來貢獻自己的繪畫才能；沒幾天，一整本畫冊上有了十二頁的問題和選項。最後一道手續，我們邀請翻譯志工來跟我們一起製作，請志工師姊在中文字下方寫上寮國語，過程中也是歷經一番說明，以及反覆確認彼此瞭解正確意思，才將一本《寮國溝通卡》完成！

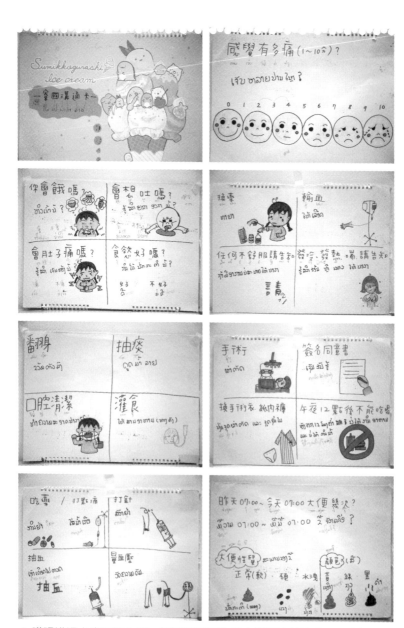

▲ 護理溝通卡畫冊的內容，讓語言不通的病人從圖片就能瞭解，也幫助順利完成治療過程。

每一頁都是畫風迥異，因為出自不同人的手筆，但是都能讓小班克一看就懂。這一本《寮國溝通卡》列了包括「吃藥」、「抽血」、「量血壓」、「打針」、「打點滴」等，甚至每天大便幾次、顏色、形狀等問題，大部分都搭配圖案，連便便都畫得很可愛。提醒她「先去尿尿」的配圖，就畫一個紮兩把小辮子的女孩笑著坐在馬桶上，小班克一看就懂。這樣一本中文、寮文對照的護理畫冊，成為護理同仁與小班克之間的溝通祕笈。

✿ 以畫療癒，讓少女打開心扉、重拾笑容

這本中文、寮文對照的護理畫冊平常留在病房，醫療團隊去查房時，就請小班克或爸爸拿出來，翻到要問的那一頁。

隔沒幾天，我們發現一件事。畫冊的空白處，有一些塗鴉，像是模仿「醫」字，看得出來是描畫的，不是按筆畫寫的。原來是小班克的傑作！

「啊！被我發現了！」我回到辦公室，又開始翻找起來。找到一本《曼陀羅彩繪練習本》，前陣子流行的心靈紓壓工具，是單位的學妹送給我的。我趁空帶著畫本及彩色筆過去給小班克，讓她上色。我永遠都記得她看到畫本時，馬上

坐起來的那個燦笑，是我第一次看到她笑得那麼開心。

「小班克喜歡畫畫！」這件事傳開後，同仁們都知道了。為了紓解她住院的壓力，排解無聊和人生地不熟的感覺，不約而同，每個人默默張羅，主動提供各式各樣的繪本、蠟筆、更大盒的彩色筆給她。

再到病房去看她，小班克就常常專注在自己畫畫的世界裡，臉上的憂愁消失了，帶著一點點笑意。

✿ 疼愛小病人，是我們的優良傳統

以往只要有小朋友來住院，就會有護理師跳出來當媽媽，「隨身照顧」，格外疼愛。對小班克也是如此，而且知道她人生地不熟，言語不通，就更是絞盡心思地想好好疼惜她。

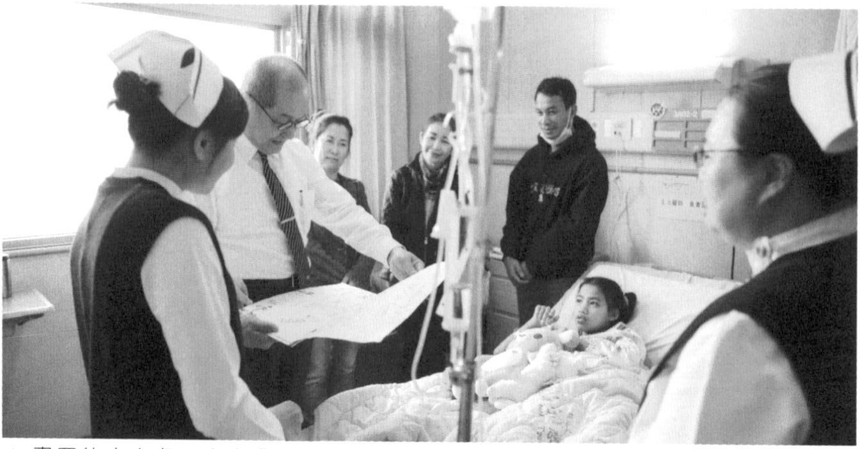

▲ 畫冊的空白處，也出現了小班克的塗鴉，護理師姊姊們發現她很愛畫畫的。慈濟慈善與醫療接力，圖為慈濟基金會劉濟雨副執行長與寮國志工前來探望小班克，也發現護理溝通畫冊的巧思妙用。

護理師佩慈是兩個兒子的媽，超想有個女兒的。細心的她，簡直就把小班克當作自己的女兒來疼，她洞悉十多歲小女孩愛漂亮的心思，去買了色彩繽紛的指甲貼，教小班克美容指甲，還送她一些小女孩喜歡的飾品等等。

其實，看得出來，所有護理師、專科護理師、主治醫師送給小班克的小禮物，都讓她驚喜不已，因為這是她原有生活環境不可能擁有的物質享受。醫院所有人對她的好，並沒有把她寵壞，而是讓她封閉的心打開了話稍微多了一點，比較願意笑了，慢慢恢復小少女應有的活潑模樣，也自信了許多，看到我們都會主動微笑說：姊姊早安、姊姊好、姊姊晚安等等。

有時，護理站會舉辦特別的活動，或醫院內部所辦的會議，如果有同仁代表出席，而現場又提供餐點的話，她們往往也會想到小班克，專程帶回披薩、水果、小蛋糕等點心，為她「進補」，主要也想讓她嚐嚐不一樣的食物。住院五、六個月下來，她重了十公斤，人也長高了些；同仁們幾乎是有什麼好吃好喝的，都會額外再送一份給小班克，希望她在臺灣也有個家庭的溫暖。

✿讓人感動的紙書包DIY精心小禮物

有一天當我去小班克的病床巡視時，她笑嘻嘻地看著我，動作神祕地從床頭櫃裡拿出一個小東西遞給我，「姊姊，送妳！」住院一段時間後，志工教她中文，所以她已經能說些簡單的國語。

「妳要送我的？」一時之間，我不敢置信，內心的驚喜難以言喻。

「對！」她用力地點點頭，還一直微笑。

我接過她的小禮物，這是一個紙做的小書包，一打開書包，裡面還放了幾顆糖果。最特別的是，書包是由一張紙所摺成的，而這張紙有小班克精心繪畫的路樹、道路等風景。而路樹、道路、天空等等圖案，其實就是小班克在住院期間，透過窗戶所見到的戶外景象。

收到這樣一份用心製作的「紙書包」禮物，我感到受寵若驚，歡喜之餘，還有另一個心願，就是希望小班克能出院走走！

這一天終於到來，志工帶著小班克到花蓮的著名景點七星潭看海。摘除身上的腫

▼ 手術療程結束後得以到七星潭看海踏浪，小班克終於回復到一般十多歲小女孩的活潑模樣，開心得不得了。

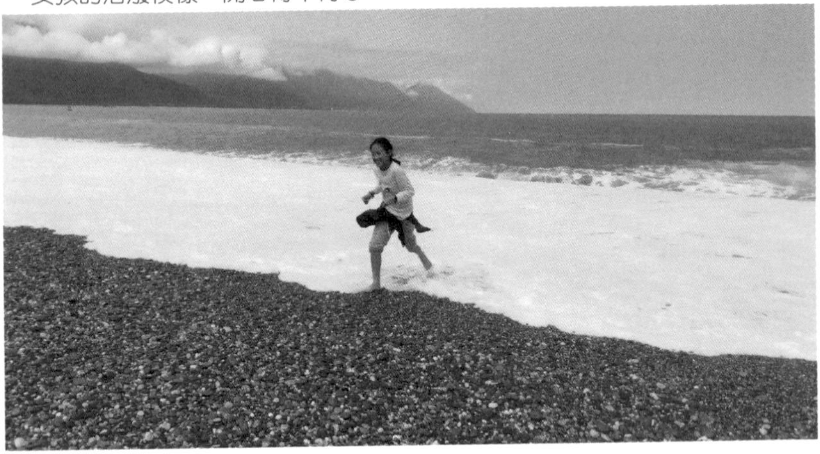

瘤，傷口已恢復大半的小班克，快樂地走在海灘上，也頑皮地和浪潮賽跑，臉上的笑容從未停止過！

「我以後也想當醫師或護理師，因為可以幫助別人！」這是小班克對自己長大後的一份期許。

新冠肺炎的疫情延燒全球，各國的邊境進行管制，因此小班克與父親在出院後無法回國，暫時留在花蓮，有慈濟志工的陪伴和照顧。中文說得愈來愈好的小班克，日常的溝通已沒有問題。

最令我感動的是大家的用心付出與陪伴，包括護理同仁、醫師、志工等人，以無私的愛去善待這位小女孩，打開了小班克原本憂愁和閉塞的心，如今的她，看起來自信而開朗。

也許，有人會問，為什麼妳們要為病人付出這麼多呢？我想，如果你看見過一張愁苦的臉，在住院過程卻漸漸綻放出最真誠和喜悅的笑容；當小班克覺得自己未來的一生都被扭轉了，不用再為身體的病痛感到自卑時，我們只是多愛一點，就能擁有一個陽光燦爛的笑容，為什麼不多做點呢？

整形外科照護，護理長這樣說

整形外科照護的重點，在於各類型傷口及重建手術後的評估照護，例如糖尿病足、慢性傷口、壓傷、燒燙傷、蛇咬傷、頭頸部癌症重建等等。

能夠讓受病痛所苦的患者們在術前術後感受到一絲溫暖與安全感，就是我們護理工作最感欣慰的事了！

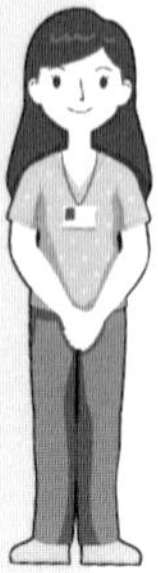

【醫療照護小辭典】

註15 疼痛評估表

對於疼痛科醫師來說，「病人覺得痛，那就是痛」，會尊重每個病人的主觀感受。而最客觀的方式就是用「疼痛評估表」的十個等級來請病人選出自己目前的疼痛指數，作為緩解疼痛的參考。

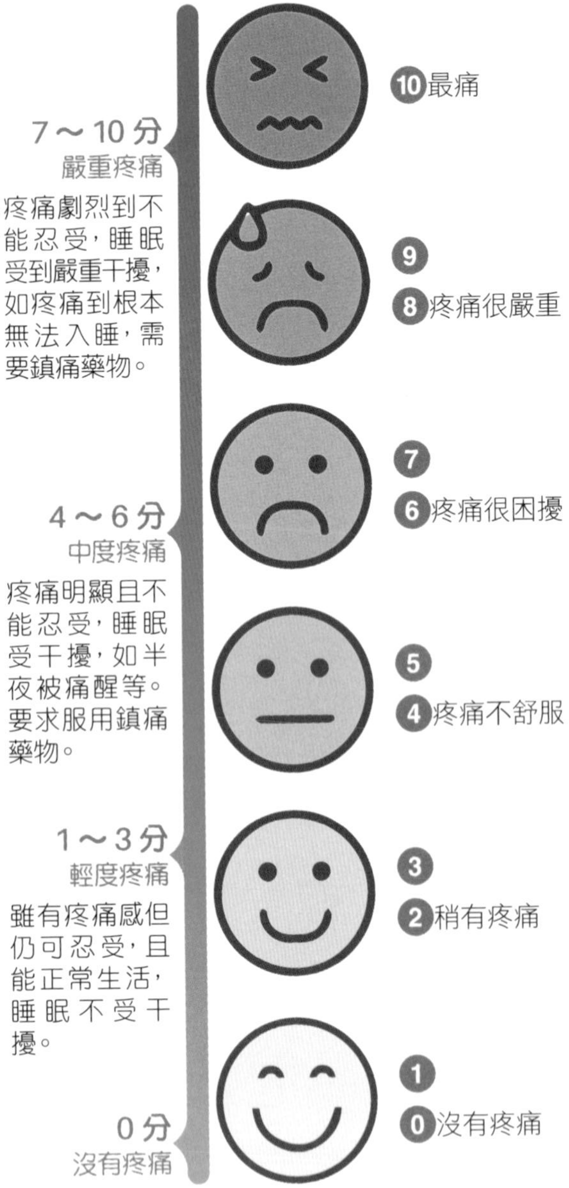

7～10分
嚴重疼痛
疼痛劇烈到不能忍受，睡眠受到嚴重干擾，如疼痛到根本無法入睡，需要鎮痛藥物。
4～6分
中度疼痛
疼痛明顯且不能忍受，睡眠受干擾，如半夜被痛醒等。要求服用鎮痛藥物。
1～3分
輕度疼痛
雖有疼痛感但仍可忍受，且能正常生活，睡眠不受干擾。
0分
沒有疼痛
10 最痛
9
8 疼痛很嚴重
7
6 疼痛很困擾
5
4 疼痛不舒服
3
2 稍有疼痛
1
0 沒有疼痛

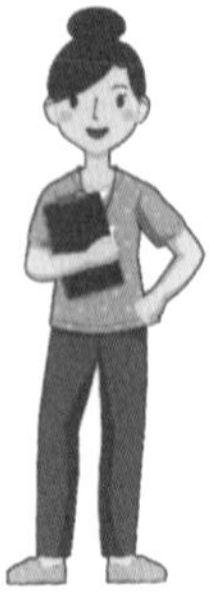

6

青少年 神經外科

岩石裡的花

梁憶茹（簽名）

神經外科病房護理師

「如果人生可以重來，妳，還會選擇一樣的路嗎？」每當我工作遇到挫折時，腦海裡最常出現這一段問話，但總是沒有答案。直到我遇見了「小花」，一個青春年華的少女，這句人生大哉問才得出答案。

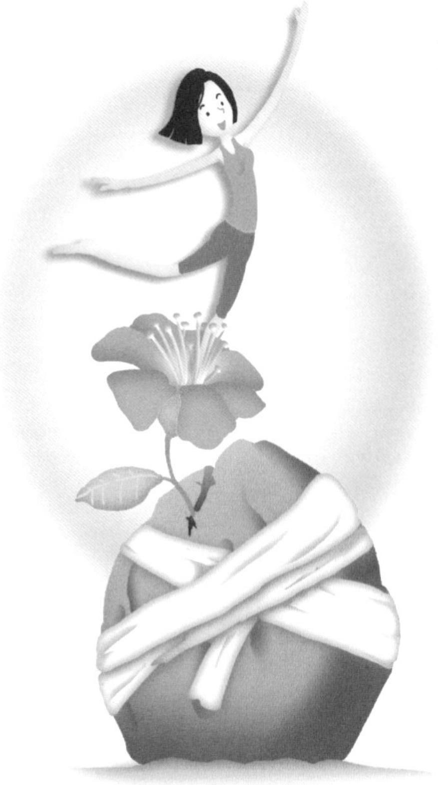

✿ 過早獨立的青春少女

病床上躺著一位女性，大致打量一下，身高不算矮，站起來應該比我還高，但病床卡上寫著「十七歲」。「這麼年輕！」第一眼見到小花時，心裡想著的是「她真的能再站起來嗎？」

因為車禍，小花全身上下有多處創傷，但最嚴重的是因為撞及頭部，雖然有時候會張開眼睛，但現在處於意識不清醒的昏迷狀態。斷斷續續從媽媽的口中拼湊出小花短短的人生，跟我自己十七歲時的生活相比，有點太辛苦了，讓人忍不住心疼起來……。

小花雖然是原住民血統，但父母早早就離開部落到都市打拚，也生了四個小孩，可惜沒有過著如童話故事般的美滿生活。最終爸媽離婚，媽媽改嫁，孩子都跟著爸爸，但是爸爸重男輕女，小花與爸爸的關係一直都很不好，她只好強迫自己長大。

這個女孩上了高中，就開始過著年輕人豔羨的獨立生活，自己在外面租房子。差別在於，未成年的她課餘時間只能去打工賺自己的學費、生活費和房租，但怎麼可能賺到足夠的錢呢？撐了幾個月，經濟壓力成為生活上的巨石，壓得她喘不過氣，再也無法負荷，只能休學。

向現實妥協的她，提起勇氣開口問爸爸能不能回家住，但被爸爸拒絕了。就在那天晚上，心情不好的她學大人藉酒澆愁，不勝酒力又騎上機車，果然就出了車禍。現在回頭想，幸好沒有造成其他人傷亡，也不是死亡車禍。但就在撞車的那一瞬間，她的人生就此改變，她的青春已然變色。

✿ 躲避鬧事的爸爸，賑濟全心照顧的媽媽

媽媽一聽到小花出車禍被送急診，就馬上從臺北趕回花蓮來照顧她。爸爸則是一直都沒有出現，但或許發現可以靠女兒出事撈一筆錢，所以打電話給小花的媽媽要資料，說他要為小花在網路上發起募款，終於來到醫院，但卻是專程到護理站要診斷書，而不是來探視自己的女兒……為了不讓小花和媽媽再被騷擾，所以醫院取得媽媽的同意，將小花由原本住的合心樓八樓第一神經外科病房轉到感恩樓五樓的第二神經外科病房，也就是我服務的單位。

從我接手照顧小花的第一刻開始，媽媽隨時都在病床旁，全心全意的照顧女兒。護理工作一天輪三班，我們在交班時也多少會跟媽媽聊一下天。媽媽曾輕描淡寫地提過她沒有收入的事情，看起來倒也不是很擔心，可能因為她的心現在都在女兒身上吧！

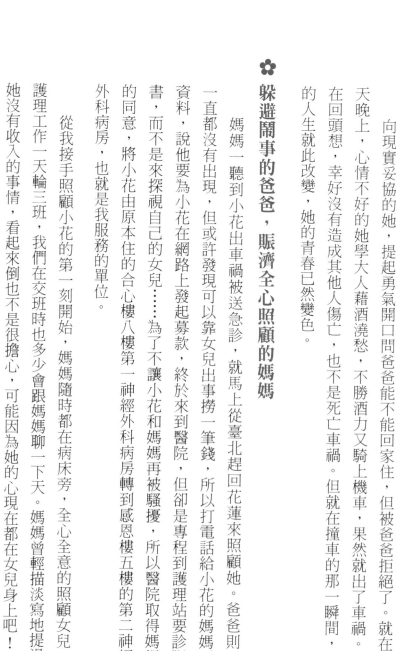

小花的媽媽是家庭主婦，生活費都靠現任的先生，誰知現任先生也剛好出車禍，家裡頓時陷入困境。於是我們啟動照會社工到病房與媽媽會談，決定讓媽媽「以顧代賑(註16)」，等於是讓媽媽支薪，由社工為她申請費用，至少有點收入，既可以專心照顧小花，也暫時不用擔心經濟問題。

✿ 拜託醒來，跟媽媽頂嘴都好

我們會檢查病人的睜眼反應、對語言的反應、以及依指令運動的反應。「小花、小花，早安！還好嗎？」小花雖然可以睜開眼睛，但眼神渙散沒有聚焦，我們試著喚她的名字，得到的反應只有不成字串的呻吟。

「小花，可以動動手指嗎？」這樣的動作指令，得到的也只有亂揮手臂，這些是我們在臨床進行昏迷指數評估(註17)大概的方式。一個星期、兩個星期過去了，小花的病情比較穩定了，但意識還是不清楚。

「我最希望的就是小花能夠再重新站起來、和她說說話，哪怕是她頂嘴也好。」媽媽看著認不出她來的小花，一邊說出這些日子來的煎熬和她心中最卑微的願望。

✿等待多日昏迷的女兒，終於清醒了！

「媽媽，小花有反應嗎？」「媽媽，小花晚上睡覺還有躁動嗎？」「媽媽，不要擔心，您自己要睡飽一點……」我們也建議媽媽盡量跟小花對話，翻一些以前的照片在她眼前讓她看，或許能刺激她的反應。

一天好幾次接收到我們三班護理師的關心，媽媽也比較願意多說一點，這天她說：「小花以前唱歌很好聽，最喜歡的歌手是張惠妹跟鄧紫棋。」於是我們建議媽媽在她的床旁播放她喜歡的音樂。她們住健保床四人房，媽媽用手機在小花耳邊放，音量關小小聲的，以免吵到其他床的人，「岩石裡的花會開，倔強的我會等待，無悔的等待，是我對你最瘋狂的愛……。」

有一陣子媽媽因為臺北有事必須處理而離開兩三天，就由我們幾個護理師代班順便照顧。一天一天過去，在我以為小花的人生再也無法發光發熱時，她——醒了——！而且開口的第一句話是：「好痛！」

媽媽趕回來一聽到小花醒了，開心地掉下眼淚。我也為小花及媽媽感到喜悅，在我們團隊努力了這麼久以後，她的病況總算是邁進了一大步。

✿發揮巧思，啟動小花復健的「美麗計畫」

清醒後的小花身體機能恢復迅速，接著我們把重點放在復健，每天上下午都安排復健課程，主治醫師告知過不久可以出院，我們也照會出院準備護理師來協助。因為小花恢復狀況良好，媽媽比較放心了，開始為出院返家後該住哪、準備什麼東西做準備，常常離開病房。

小花沒看到媽媽陪在旁邊，就會大哭大鬧，嚷嚷著：「我不要一個人！我不要一個人！」吵得病房外的護理站都聽得到，但當我們或是志工去關心，她便會安靜下來。我瞭解了，原來她需要的是「陪伴」。

知道小花喜歡有人陪她，我們就在各病房穿梭之際，再加碼多去看她幾次，陪她說幾句話也好。感覺得出來小花是個很愛漂亮的女孩，她的脖子上有一朵很美麗的玫瑰花刺青，她分享以前的照片時，都有上妝。反觀現在的她，臉部及身上多處都有傷疤，沒有機會好好打扮自己。

十七歲是正值青春期的階段，根據艾瑞克森社會心理發展理論（註18），這個階段所需面對的課題為自我認同或角色混淆，多數的女孩在這個階段都會開始打扮自己，想在異性或是同儕中展現自己完美的一面。

小花已經可以在床緣練習站立，但是卻逐漸不願意復健，媽媽怎麼勸都沒有用，所以請我們勸勸她。那天由我和云鵑出馬，我們靈機一動，對她說：「小花，我們來玩『美麗計畫』，如果妳有做到媽媽要妳做的事情，認真的做復健，我們就幫妳擦指甲油跟敷面膜，好嗎？」

小花一聽到，眼睛都亮了！她欣然同意，與我們達成協議，只要她願意去復健，我們就讓她變漂亮。

在小花復健完的那個下午，好像特意在等我們出現。她一看到我就迫不及待的說：「妳不是要幫我敷面膜跟擦指甲油？」

跟她依約完成復健，我們也不能食言。其實上次講好之後我們就把材料備著等她了。云鵑和我把手上的工作告一段落，就過去為小花進行「美麗服務」，平常我們自己也很少塗指甲油的，但為了讓小花開心，就要顯得很厲害很專業。臉敷好，指甲也擦上很少女的粉紅色，小花不忘拿起手機拍照留念，並分享到社群軟體。

那天，是我看過小花在醫院笑得最開心的第一次。她說她已經好久沒有把自己扮得美美的了，她想讓朋友看看她現在過得很好。後來我們陸續進行了幾次美麗計畫，利用空檔時間滿足小花的少女心。小花很滿意，也乖乖的復健。

✿少女重新站起來，還立志當護理師

終於，在歷經五個月的治療及復健後，小花重新站起來了，也順利出院！她可以正常的說話、行走，雖然走得比較緩慢。

出院後，媽媽把小花帶到臺北同住，也申請持續接受居家復健治療。我們對小花的關愛沒有間斷，仍保持與媽媽聯絡，瞭解她出院後在媽媽家居住的生活狀況。

媽媽在電話裡說，小花現在已經恢復到去爬山、游泳都不成問題。得知她的生活逐漸回到正軌，讓曾經努力照顧她的我們都感到很欣慰。

還記得小花住院期間有一次幫她換藥時，她緩慢地說出：「我以後也想像妳們一樣當護理師，因為有妳們給我溫暖，讓我在住院的時候不孤單，而且恢復得很好，我也想和妳們一樣幫助別人。」聽到她這麼說，我真的好感動。我們只不過是在她生命中的一個過客，卻能夠讓她重新為自己的未來找到方向，或許也能因此改變她的人生。

如岩石中綻放的花，也找回媽媽的愛

我覺得十七、八歲的小花，就像她喜歡的歌手鄧紫棋所寫的〈岩石裡的花〉歌詞「岩石裡的花會開，離開的你會回來，黑夜再漫長，眼淚再流淌，緊握你的雙手絕不放」，小花在艱難的環境中必須要努力的成長茁壯，雖然她曾被艱難打倒，但她又站了起來，而且得到了許多支持鼓勵與愛，讓溫暖、幸福的陽光灑在她身上，最後盛開、綻放，成為那岩石中最耀眼的一朵花。

我曾經問過小花：「如果可以重來，妳還會再讓一樣的事情發生嗎？」小花回答我：「會，因為這樣的結果讓我長大很多，而且跟媽媽的關係也變好了，我覺得這就是一個讓我成長的機會。」

從工作中得到養分，更看見護理的價值

是啊，人生就是不斷的在挫折中成長，雖然護理師這份工作忙碌且壓力相當大，但我卻從工作中得到了養分，這些養分使我更加熱愛護理工

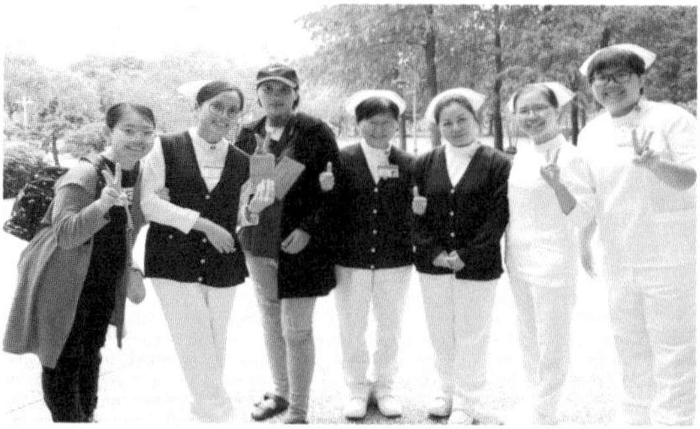

▲梁憶茹（左二）把照顧小花的護理過程整理分享，還邀請小花（左三）一起來聆聽分享，也外出走走，可見護理師與病人的好感情。小花右邊的是臺北慈濟醫院護理部吳秋鳳主任與花蓮慈濟醫院護理部鍾惠君主任。

作。一直得不到答案的問句，在病人小花的故事中找到了答案：如果人生可以重來，我還是會選擇走護理這條路！

「護理的價值是什麼？」在還沒有工作前，我真的不了解，我只知道讀護理就是為了工作賺錢，努力的養活自己、孝順爸媽，但在看見病人敞開笑顏的那一刻，我瞭解了什麼是「護理的價值」。

記得學生時期，教科書的第一頁總寫著「護理是一門科學，也是一門藝術。」當時我不懂為什麼護理可以跟藝術牽扯上關係，工作後的我才明白，護理不只要照顧病人的疾病，更要照顧病人的心，當你可以照顧到病人的心時，你已經將這門科學變成了一種藝術，只有自己去經歷才能夠真正的感受到那分溫暖。

神經外科照護，護理師這樣說

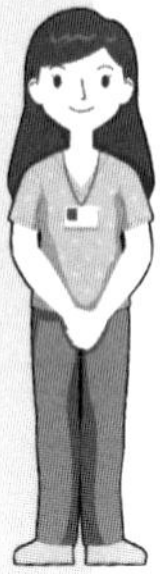

護理工作雖然忙碌，但看到照顧的病患逐漸的康復，並且恢復原本的生活，甚至幫助他找到更好的出口，那些成就感已遠遠超過忙碌的疲憊感，我想這就是護理的價值吧！

當病患不配合治療時，我們可以先同理病患的感受，理解他不願意復健及治療的原因，試著解決他的不適，但不是強迫他，因為這樣只會讓他產生負向的情緒，更不配合接受治療，我們可以給予他正向的鼓勵，讓他感受到自己在接受治療的過程中有所進步，對自己有信心，才會有動力繼續復健及治療。

【醫療照護小辭典】

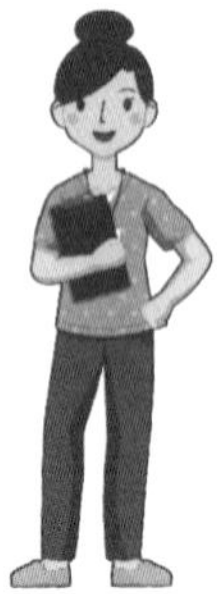

註16 以顧代賑

二〇一三年十一月八日海燕颱風重創菲律賓後，慈濟啟動「以工代賑」，即將原先要發放的賑濟救助的金額轉為發放工資，以一般工資的兩倍薪鼓勵災民清理家園。「以顧代賑」是運用同樣的方式，聘任小花的媽媽擔任照顧員，又有薪水又能照顧女兒。

註17 昏迷指數評估

護理師為病人評估昏迷指數，即「格拉斯哥昏迷指數」（GlasgowComaScale,GCS），因為是由格拉斯哥大學的兩位神經外科教授 GrahamTeasdale 與 BryanJ.Jennett 發表。昏迷指數的評估分為 EVM 三方面，三項分數加總即為昏迷指數：

昏迷程度以E、V、M三者分數加總來評估，正常人的昏迷指數是滿分15分，昏迷程度越重者的昏迷指數越低分，最低為3分。

- 輕度昏迷：13分到15分。
- 中度昏迷：9分到12分。
- 重度昏迷：3分到8分。
- 其他狀況：因插管或氣切無法發聲的重度昏迷者會有2E或2T。

註18 艾瑞克森社會心理發展理論

艾瑞克森（ErikHomburgerErikson，1902~1994）社會心理發展理論，亦稱為「人格發展論」，共分為八大階段，分別為嬰兒期、幼兒期、學齡前兒童期、學齡兒童期、青少年期（青春期）、成年早期、成年中期以及成年晚期。

在每個階段，個人都面臨、並克服新的挑戰。每個階段都建築在成功完成較早的階段任務的基礎之上。如果未能成功完成本階段的挑戰，則會在將來再次造成問題。

昏迷指數評估

睜眼反應（E, Eyeopening）

主動地睜開眼睛	4 分
聽到呼喚後會睜眼	3 分
有刺激或痛楚會睜眼	2 分
對於刺激無反應	1 分

C 有外力阻止眼睛睜開

說話反應（V, Verbalresponse）

說話有條理，會與人交談	5 分
可應答，但說話沒有邏輯	4 分
可說出單字或胡言亂語	3 分
可發出聲音	2 分
無任何反應	1 分

T 氣管切開無法正常發聲（tracheostomy）

E 氣管插管無法正常發聲（endotracheal-tube）

A 失語症（aphasia）

運動反應（M, Motorresponse）

可依指令做出各種動作	6 分
施以刺激時，可定位出疼痛位置	5 分
對疼痛刺激有反應，肢體會閃避，但無法辨別位置	4 分
對疼痛刺激有反應，肢體會彎曲，試圖迴避	3 分
對疼痛刺激有反應，肢體反而會伸展開	2 分
無任何反應	1 分

PART 3

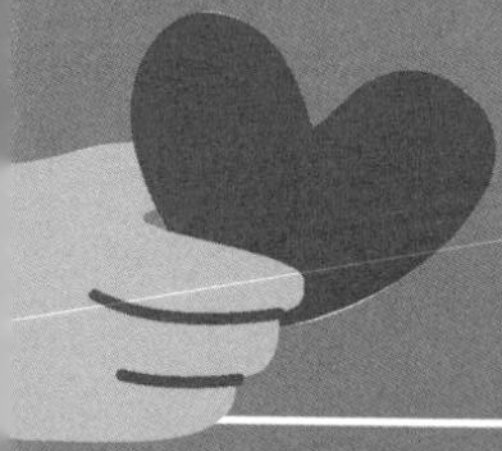

【成年】21～65歲

神經內外科♥復健科♥心臟內科♥婦產科♥胸腔內科♥個案管理師

7 【成年】神經內外科——續一杯有溫度的咖啡

8 【成年】復健科——強烈動力，讓他進步神速

9 【成年】心臟內科——有妳的照顧，我們更有信心去戰鬥了！

10 【成年】婦產科——聽到響亮的哭聲就鬆了一口氣！

11 【成年】胸腔內科——愛就是在別人的需要裡，看見自己的責任

7

成年 神經內外科

續一杯有溫度的咖啡

余佳倫
神經內外科病房護理長

「十一床，外科加護病房轉入，診斷：腦幹中風，從外院轉入本院治療，在加護病房放過支架，意識清醒，氣切存，四肢肌肉力量〇分不能動，眼睛跟嘴巴可以表達，呼吸器使用，在加護病房有咬舌自盡行為，進行自傷通報（註19）……。」

孔孔在我們單位下午交接班會議時，報告今天新轉入病人的情況。我輕輕一問：「病人幾歲？目前由誰照顧？」

「三十八歲，有兩個女兒還很小！目前是照服員及弟弟照顧。」

我在心裡暗自替她難過，「是怎麼樣的絕望心情讓一個年輕媽媽想要輕生……」一邊在手上的筆記本記下「十一床、小惠、閉鎖徵候群」，決定要留意小惠這個病人，想要多瞭解瞭解她。

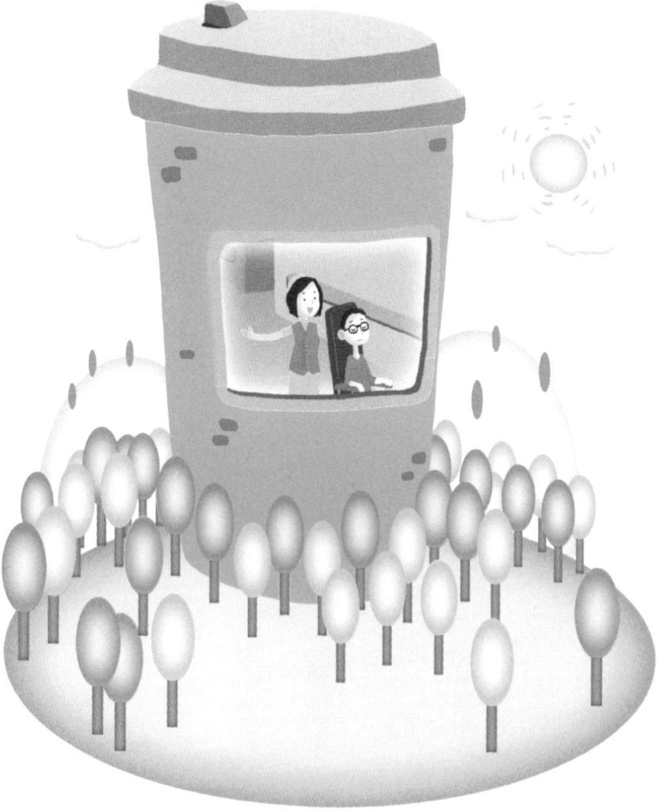

✿身體被封印，什麼都不能做

閉鎖徵候群（註20）（Locked-in Syndrome）的症狀，就像是你都聽得到別人問話，意識很清楚，但是不能動，不能講話回應，整個人的功能都被鎖住了一樣，全身上下能做的，就只有眨眼睛，真的會很絕望吧！

醫學上的統計顯示，閉鎖徵候群的病人能恢復運動功能的機會是很渺茫的，而且在發病後四個月內的致死率高達百分之九十！面對這樣的病人，我們花蓮慈濟跨專科團隊的成員包含了神經外科、神經內科、復健科醫師、中醫師、物理治療師、呼吸治療師，當然還有24小時照護病人的護理師。

小惠從發病到轉入我們病房，將近一個月多了，針對每一個照護的病人，護理師都會設定護理照護目標，小惠頸部下方有氣切口無法發聲，手腳不能動無法筆談，只能靠眼睛眨眼表達。護理照護的短期目標設定，要讓小惠能以眨眼的方式來回應「是」或「否」；中期目標設定她可以自主呼吸，成功脫離呼吸器。

而我這個病房的護理長，可以為小惠多做的事是什麼呢？

✿ 擺脫四方天，讓陽光療癒人心

護理長每天早上最重要的工作是到每一間病房去巡房，對於病人及家屬來說，護理人員三班都會換，他們常常會認不得護理長或護理師。在我們醫院，護理長跟護理師的差別就是護師帽上多了一道深黑色的槓，病人跟家屬也很習慣看到我不時在病房間穿梭，跟他們聊聊天。

某一天我特意一早巡進小惠的病房，問她：「天氣很好，要不要出去曬太陽？」小惠瞪大了眼並眨了眼，表示「要」。

陽光是很有療癒力的，在風光明媚的花蓮，有太陽出現的時刻，總是能將風光襯托得讓人更加心曠神怡。反觀小惠，這一個多月來只能躺在病床上，望著醫院天花板一格一格的「四方天」，真的很無趣。

這天，病室走廊盡頭的窗外，灑落著專屬於花蓮美好的陽光，拜太陽之賜，我跟單位的護理佐理員推著單位特製的高背輪椅，到小惠的病床旁，跟照服員阿姨，用單位轉移病人的轉移板，一起將小惠從大床上，移動到特製輪椅上。

這一個多月來，小惠第一次離開她的病床。要移動一個完全無法活動的人，至少要兩三個人，我們輕柔的將小惠移下床，她坐在高背輪椅上，綁上安全帶，確定頸部、腰部都固定好了，我將椅背拉高時，小惠瞪大了她好奇的雙眼。照服員阿姨推著輪椅，我負責推呼吸器跟在旁邊，雖然呼吸器可以蓄電，雖然只是移動到距離病房五十公尺外的長廊盡頭，我們還是小心翼翼的帶上延長線，以防呼吸器沒電。

在長廊盡頭的窗邊，視野很好，可以看到廣闊的天空，以及曬曬溫暖的太陽！呼吸治療師雯雯姊剛好也在這時間出現，加入我們的看風景陣容，順便評估小惠的呼吸狀況。出乎意料，小惠適應得很好，生命徵象一切穩定。

✿帶著呼吸器到對面喝咖啡，須排除重重障礙

正當一行人欣賞著外面的風景，照服員阿姨看著醫院對面的建築，一邊說：「小惠的弟弟說，**小惠以前在銀行上班，中午的時候很喜歡喝一杯星巴克的咖啡……**」

聽到這句話，我腦裡閃過一個念頭，蹲在輪椅旁，視線直直對上小惠的眼睛，問她：「**我們去喝咖啡好不好？**」小惠看著我，一臉懷疑，她一定在想「我這樣怎麼去？」

對於這個念頭，我比小惠還要有興趣，第一個要克服的問題是呼吸器怎麼隨著人過去，而且不能危及生命，小惠還無法完全自主呼吸，機器提供肺部壓力是不能停的！

小惠使用的呼吸器是類似一個鞋盒的大小，下面架著附有輪子的鐵架，可以移動。我馬上跟呼吸治療師雯雯姊討論起來，雯雯姊說：機器可以蓄電，到了咖啡店再插電應該可以啊……於是我們跟小惠做了約定，她要持續練習下床，我說：「等我放假，我們就來去喝咖啡。」

於是我開始構思計畫，也進行障礙排除。首先，已經跟呼吸治療師確定機器可以蓄電，接著，一定要主治醫師同意。

隔天清晨的查房時間，隨著邱琮朗主任查房的腳步我輕輕地問主任：「主任，我可以帶小惠去星巴克喝咖啡嗎？」他先楞了一秒，也是一臉懷疑的看著我說：「小惠？那個戴呼吸器的小惠？」

我說：「對啊，呼吸器可以蓄電。」聽到我有所準備，主任很「阿沙力」的答應：「好啊！」有了主任的首肯，我的動力更強了。

第三步，我下班後先到星巴克去問：「不好意思，我是對面醫院的護理師，我有一個病人很想來你們店裡喝咖啡。」

店員不假思索的回答：「好啊！」或許不懂這有什麼好問的。

我摸摸頭繼續說：「可是，我的病人坐輪椅，還帶著呼吸器……」我頓了一頓，接著把要求說出來：「嗯，所以到你們店裡，需要接插頭充電……」

店員先是一臉納悶，問了旁邊的同事（我想是店長吧），然後跟我說：「好的！」對嘛，大家都願意幫忙的。

當下我的心裡真是雀躍，開始幻想著咖啡店的大片落地窗，陽光灑落，小惠跟我，還有照服員阿姨，一起聞著咖啡香。

這個出門喝咖啡的計畫，跨團隊的成員包含：醫師、護理師、呼吸治療師、病人、照服員及星巴克店員，很特別的團隊。

萬事俱備，誰知開始下起漫漫長雨！天啊！我忘了也非常重要的團隊成員——老天爺！

✿ 陰雨擋不住康復之路，沒喝咖啡就出院了

心中懷抱著「一起出門喝咖啡」的願望，小惠的康復進度絲毫不受天氣影響，雖然連著下了近兩星期的雨，小惠卻很爭氣的漸漸回復自主擴張肺部的能力，脫離了呼吸器，可以靠自己的肺來呼吸了！

又過了兩星期的時間，小惠咳嗽的力量越來越好，可以自己咳出痰液，移除原先需要接呼吸器及咳痰的氣切管，也就是說，小惠可以像一般人一樣，從口鼻呼吸，如果有痰液，也可以自己咳出來了。

在小惠移除氣切管後沒幾天，耶誕節到來。雖然是醫院的病房，我們也為病人送上耶誕祝福。

我跟著我們單位的護理師，約莫十幾個人，像上美術課一樣開開心心動手妝點病房，首先將活動點滴架改裝成行動耶誕樹，耶誕樹可以推來推去，這樣若不方便下床的病人，我們就把耶誕樹推到床邊讓他們感受過節的氣氛；就連耶誕老公公都是由我們重量級的子齊護理師扮演，大家頭戴耶誕帽，背上背著天使的翅膀，浩浩蕩蕩一群護理師跟著耶誕老公公來到小惠的床前祝福她。

我問小惠可不可以跟她一起照相，只見近兩個

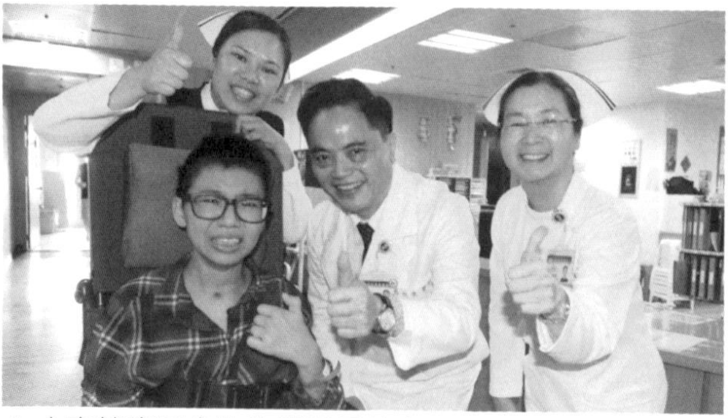

▲小惠答應了余佳倫護理長的咖啡之約，下決心努力復健，林欣榮院長也特地來加油打氣，右為現任慈濟醫療法人護理委員會章淑娟主任委員。

月沒有開口的小惠，緩緩的從自己的嘴巴說出：「好。」雖然聲音很小，力氣不足，但是，她說話了！多棒，她又進步了！

在復健訓練過程中，小惠逐漸康復，本來完全不能動的手已經可以滑手機，點選節目、購物，跟女兒視訊，已經有些事是她可以自己完成的了，辛苦的訓練沒有白費。

即將出院的小惠還在臉書發文感謝我們。而且她已進步到可以在照服員阿姨的協助下挺腰坐直在床邊，自己手扶床欄，不用其他人協助支撐。貼心的小惠還在出院前夕請照服員阿姨到星巴克買了小點心跟我們分享。我猜她一直沒有忘記我跟她說好喝咖啡的約定。

✿ 結為空中相會的好友

小惠出院了。除了加她的臉書好友，我們交換了 line 帳號，我跟她說：「我們在空中相會。」

我追蹤著小惠的發文，看著她從短短的幾個字到後來可以發上百字的

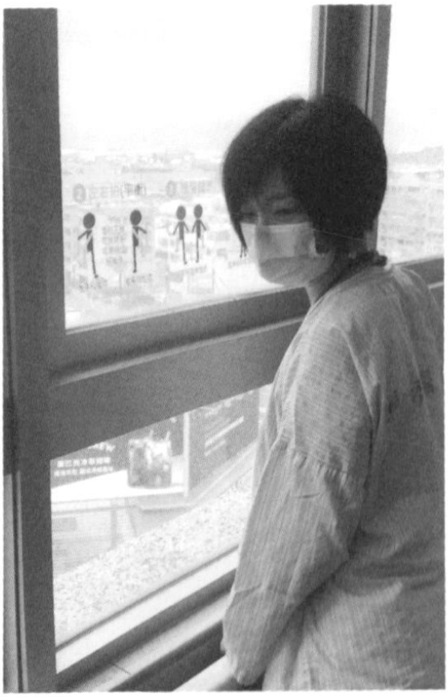

▲ 小惠恢復神速，穿著病人服，看著窗外的咖啡館，期待不久之後的生活能恢復正常。

文，有很明顯的進步。當然也看到了其中一篇跟我們有關的文——「很謝謝之前慈濟醫院的護理師、復健老師及醫生，顛覆了我傳統印象，謝謝我老公把我送到花蓮治療。」小惠，妳的進步，是對我們最大的肯定！

小惠雖然出院了，但是每一個月我們就會見面，因為她會來我們病房接受幹細胞治療。在我們單位，有些病人是無法說話的，只能靠著筆談。我定期的追蹤小惠的訊息，小惠的發文越來越長，很多時候都是小惠發自心裡給予其他病友的鼓勵，病人跟病人間的鼓勵，往往是很有力量的。

我默默在心裡想著，怎麼樣可以讓小惠更進步呢？查房的時候，我跟小惠說：「妳現在發文很厲害了，字很多，邏輯也很通順，要開始用手寫練字了啦！」不想讓她有壓力，像是在開玩笑的把手寫板留給她。

過了兩天，小惠要出院了，她將寫字板還給我，上面寫著很清楚的「謝謝」，雖然字跡不是很漂亮，但相對於一般人只要花不到七、八秒寫這兩個字，小惠不知要花幾倍的時間，可是她做到了！她還告訴我，她也要去買一個板子來練寫字。

有一次我跟小惠掛在網路上聊天，小惠說，最近每次住院都住不同間病房，她發現我們病房每一床的天花板都有一張不同的風景照，而且她猜是我遊山玩水的作品。沒錯，因為神經內外科的病人很多都必須躺床，對著空白的天花板真的太悶，所以我準備了花蓮山海的風景圖片，他們看了至少可以解解悶吧。小惠居然注意到了，她感受到我想要傳遞的溫度，我很開心。

✿遲來的咖啡約會，同樣的美好

終於，在離約定時隔了將近半年的一個星期五的傍晚，我下班的時候跟照服員阿姨帶著小惠，從合心樓八樓搭電梯下樓，出急診大廳後左轉中央路與中山路口，等候綠燈一亮，穿過約五十公尺寬的馬路，走進約定已久的星巴克。我們點了咖啡及蛋糕，優雅的坐了下來。

在咖啡館裡聞著咖啡香，滿足的看著小惠吃著蛋糕。與小惠到醫院外面喝咖啡，已沒有數個月之前的難度，我也不需要跟店裡接電了！因為小惠自己成功的擺脫了呼吸器，也不再有氣切口。她正在自己用手舀起

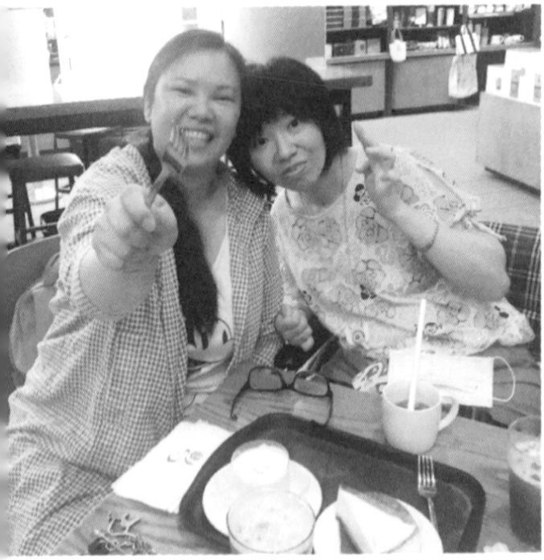

▲如願達成與余佳倫護理長的咖啡約會，看不出小惠曾是重症病人。

一小塊蛋糕放進嘴巴裡咀嚼！我嘴角止不住的上揚，小惠又有進步了。

不過，我留意到小惠喝水還是偶爾會有嗆咳的情形。我想起另一位年長的師伯，我們協助訓練中風後的他練習吞嚥功能，指導他要低頭吞嚥，以方便氣管關閉，食道打開。這位長輩告訴我，那就是「像菩薩一樣很謙虛」的姿態。

我起初還真聽不懂，長輩說：「妳想想，醫院牆上的『佛陀灑淨圖』，菩薩的頭是不是都低低的，所以，妳們就是在教我，吃飯的時候要像菩薩一樣謙虛，吞東西時要把頭低下來，才不會嗆到……」這真是有智慧的長者啊！我也把這則比喻跟小惠分享，希望她喝水或流質液體時不會再嗆到，甚至訓練到把胃造瘻管移除。

小惠的先生在她生病初期曾寫下：「太太這星期經歷病況危急，腦幹中風（**基底動脈剝離**），目前有意識，只能用眼皮表達，四肢尚不能動」、「妳要加油，小孩跟我需要妳，妳的家人和朋友也需要妳……」

醫療團隊的付出沒有白費，小惠自己的努力也沒有白費，家人的愛支持著她朝康復的路上前進。現在小惠每天努力做復健，她說就好像上班一樣，只是沒錢賺。我告訴她：「**有喔！妳現在是在賺回健康！**」看著她可以與家人團聚、互動，真的很替她開心。

✿ 相識始於美麗的誤會

回想起當初，我是因為聽到小惠的自殺意圖而特別關注她。認識了快一年的時候，才解開誤會。小惠告訴我，當初在加護病房，她並沒有想要自殺，是因為舌頭卡在上下門牙中間，當時牙關無法控制，才會咬著舌頭咬到流血，加護病房護理師一發現，趕緊把她的嘴撐開。

「這真是個美麗的誤會啊！」護理人員第一時間目睹病人咬舌流血，腦袋裡連結的是病人的年齡及疾病而推想是自殘，想來是合理的，而且病人當時無法表達，至少會讓團隊更加用心的照護與留意。

我常提醒我們的護理團隊要有溫度的護理，在照護病人時，就像煮一杯咖啡一樣，透過有溫度的調配，就能讓自己和病人都聞到迷人的咖啡香。

神經內外科照護，護理長這樣說

◆溫度護理模式的8道配方

① **微笑⬇正向⬇裝熟⬇親切⬇同理⬇體諒⬇信任⬇鼓勵**

在神經內外科病房，多數的病人是腦部損傷，包含中風或頭部外傷等。腦損傷的病人，最常遇到的問題有：意識改變、行動受限、吞嚥困難，這些功能受限時，病人心情免不了會很鬱悶。

② **我們最希望幫助病人：**

在意識障礙時可以醒過來；行動受限時可以及早進行復健使傷害降到最低；在吞嚥困難的形況下，能夠及早移除急性期賴以維持營養的鼻胃管，盡早自行由口進食；在心情鬱悶時，可以透過醫療團隊感同身受的有溫度陪伴，在康復的路程中得以笑開懷。

我把這樣的護理過程稱為：**溫度護理模式**，也就是將溫度融入病人日常生活的照護模式，慢慢養成習慣，形成一股溫暖風氣。

如何進行溫度護理呢？溫度護理需要什麼配方呢？我曾經詢問單位同仁，他們告訴我，首先要微笑，一個輕輕的微笑，是最快可以建立人與人之間的關係。病人在生病的時候，情緒往往是負向的，所以護理人員要保持正向的態度，去平衡這個翹翹板。自古至今，同鄉最熟，問問病人住哪裡，喜歡做什麼，找一個共同的話題，「裝熟」也是一種親近的技巧，進入一個主題後，自然關係建立就會順暢，就會很有親切感。

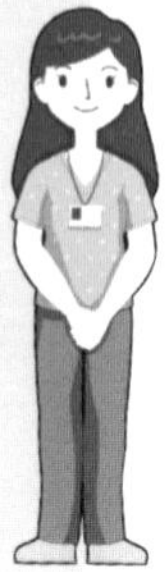

關係較深入後，比較能同理病人及家屬，進而體諒在疾病及康復過程中的負向情緒；反之，病家也能體諒臨床工作繁重的護理人員，達到彼此信任及互相鼓勵。

微笑⬇**正向**⬇**裝熟**⬇**親切**⬇**同理**⬇**體諒**⬇**信任**⬇**鼓勵**，這就是溫度護理的8個配方，這也是身為神經內外科病房護理人員的使命。

回顧神經內、外科的病人，真的不是一件很容易的事情。想想，今天都好好的，明天突然中風了，一手一腳不能動，生活起居完完全全需要家人協助，漫長的復健期，真的是需要很大的動力及毅力。

護理人員可以在病人復原的過程中，瞭解一下病人的背景，做什麼工作，與家屬一起討論，哪些事情可以提起病人復健過程的動力，結合病人對於康復的期望，增加復健動機，就可以增進復原力。

神經內外科病房，在二〇一七年以「腦損傷的奇幻旅程，以有溫度的護理，引領病人邁向康復之路」榮獲醫策會SNQ國家品質標章的肯定。

【醫療照護小辭典】

註19 自傷通報

對於有自傷意念或行為的病人，在醫院內會進行通報，以利醫療團隊評估，及早進行防範措施及追蹤。

註20 閉鎖徵候群

腦中風的部位如果是在腦幹，會引發閉鎖徵候群（Locked-in Syndrome）。而閉鎖徵候群的病人，意識清醒，認知功能正常，部分感覺和知覺保留，但只能夠活動某些臉部肌肉，最常見是眼部肌肉，呼吸和發音之間缺乏協調能力。這樣的神經症狀表現，就如同被鎖在盒子裡，聽得見外界的聲音，看得到外面的世界，但是無法或只能用眼球表達。

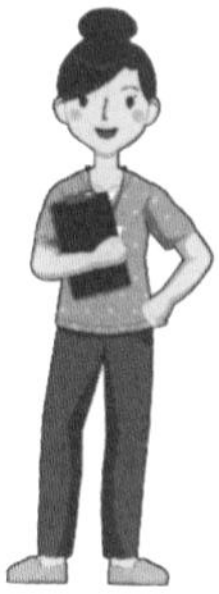

8

成年 復健科

強烈動力，讓他進步神速

厲燕蓉
復健科病房護理師

「叔叔，你看這是什麼？」李叔叔一看，立即綻放了久違的笑容，眼神也瞬間明亮了起來。其他護理師也看到，「哇，叔叔整個眼睛都亮了！」

我們協助他下床，讓他扶住助行器在病房裡自主復健。他跨出的每一步都非常緩慢，但每跨出一個腳步就離目標更近！沒想到，不過是找到一部ㄇ字型助行器，就能讓李叔叔這麼開心。原來，我是被需要的人！

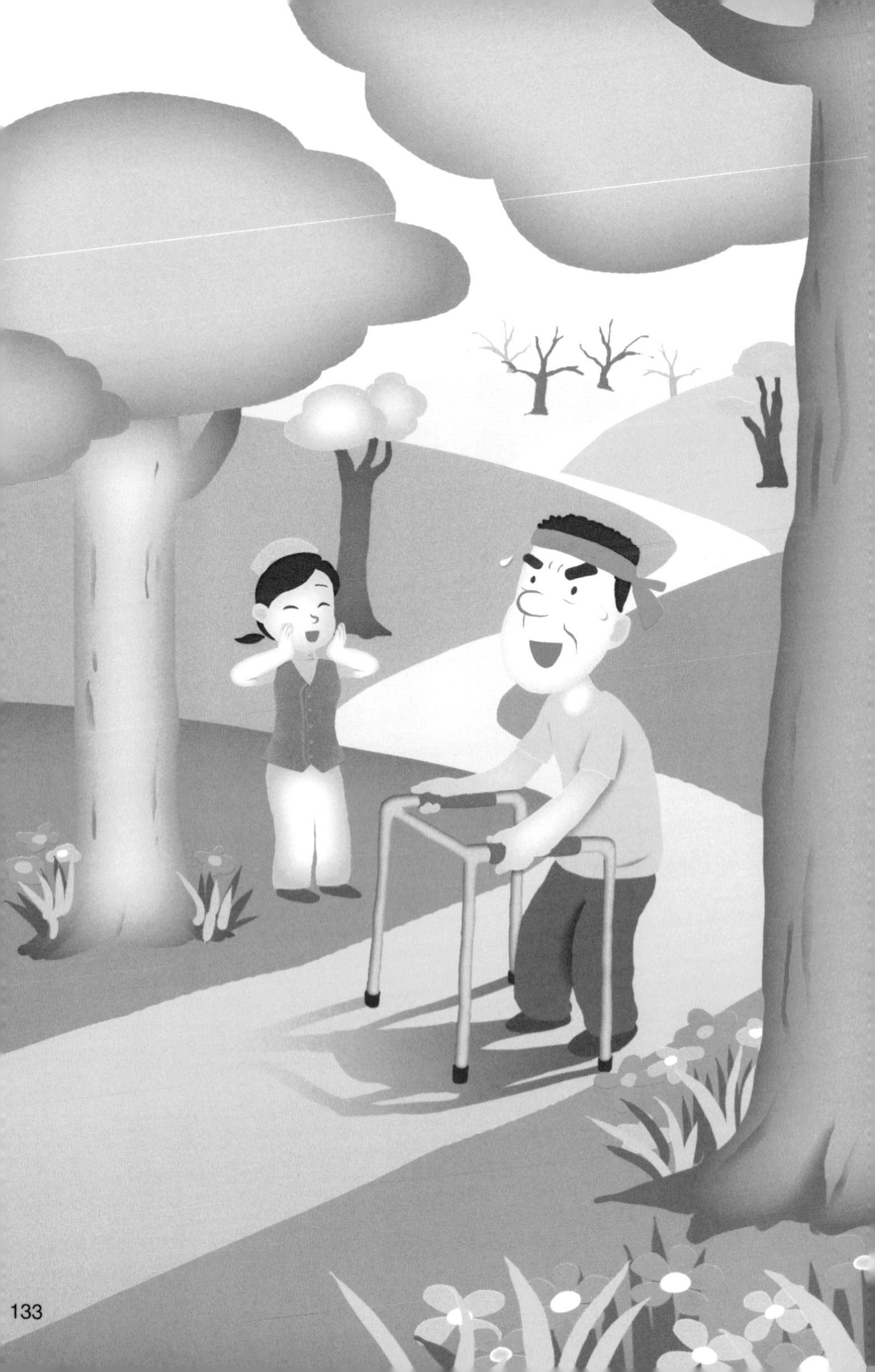

✿ 一瞬間，被剝奪原本精彩多姿的生活

李叔叔像平常一樣騎著換檔機車在花蓮地區遞送郵件，在路口待轉時，突然一輛車朝他衝過來……之後緊急被送到急診，照會骨科醫師緊急手術。術後經加護病房觀察，狀況穩定後，李叔叔被轉出至我們病房。我們單位是收治骨科和復健科病人的病房。

他的頸椎骨折和神經受損，住院三、四週之後，骨折處逐漸癒合，神經逐漸修復，傷口縫線拆線了，鼻胃管及尿管也都移除掉，漸漸開始復健訓練。

✿ 渴望回歸日常 就有積極動力做復健

當我和李叔叔聊到事故發生的事，一百八十公分高的他一邊講一邊就會忍不住掉下男兒淚，「被違規的人撞到，對方家裡經濟又不好，而且他們賠我錢有什麼用……。」

他心裡應該很著急吧，本來好手好腳的人，在手術後清醒過來時，發現兩手的手臂只能平行移動兩、三公分，雙腳只能挪動一點點，也抬不起來……，但對醫療團隊來講，李叔叔如預期的復原，狀況良好，現在只要將重點放在肌力訓練，就能找回身體的力氣。

家人為他在病床的左邊放了一個掛架，吊著 iPad，高度調整在他右手微微抬起就能滑動手指的位置。躺在床上什麼都不能做時，李叔叔就會滑平板，看他的臉書。原來他在郵差工作之中的生活非常多采多姿，他常看著自己的生活日誌——在風景優美的縣道一九三線上騎自行車，烘焙咖啡豆、種菜……同時也與親朋好友保持聯絡，漸漸重燃對人生的熱情。

✿ 按表操課復健，意志力驚人

上午八點半，跟上一班同事交班過後，我們開始到各病房給藥。

「叔叔，這藥九點以前吃，記得喔！」

「好。謝謝。」

「你今天上午的復健時間是九點半，誰會推你過去？」

「等一下是我太太。」

職能與物理室在病房區右手邊的最角落，九點半快到時，我會先把特殊輪椅放平，和他太太一起用平移滑板，讓無法自行移動的李叔叔從病床移到輪椅上，再把輪椅立起來，讓太太推著到復健教室。

李叔叔每天的復健課程（職能治療vs.物理治療（註21）），原則上是上午一小時、下午一小時，由復健科的物理治療師與職能治療師分別進行兩類的復健訓練，有時是練大腿力量，有時是練手部的精細動作。

「叔叔，你剛剛的訓練還好嗎？會頭暈嗎？手會痠還是痛嗎？」

我會等李叔叔復健結束後前去關心，瞭解他的復健情形。如果有不舒服，我們會回饋給復健老師們，請他們進行調整復健處方（註22）。

李叔叔真的是當時病房復健的前三名！他對自己要求很高，希望快點好，每次復健都非常認真，復健完總是滿頭大汗。

「復健老師們」也就是職能治療師及物理治療師，會把課程內容記錄在醫院電腦系統裡的「跨團隊照護」。我會點進去看，瞭解病人的復建進度，思考當週日沒有復健課程時，我們還能為他做什麼？

一天正式的復健課程只有兩小時，除此之外的時間，就看病人怎麼運用。我常利用身邊的東西，就地取材教病人復健，方便又有效。而且他也比較不會無聊啊。

「這個寶特瓶大小剛好。阿姨，妳把瓶子裝滿水，讓叔叔練握力喔。」

跟他太太講完後，我轉頭回來叮嚀躺在病床的叔叔說：「一次練五下，休息五秒，再繼續。如果覺得可以，就練個四、五回合。也不能過量喔！不然會受傷的。」

有時，我請他練習疊瓶蓋，或是拿起瓶蓋並水平移動，訓練手部的精細動作。為了能站起來，重新拾回自己原有的生活與退休後的夢想，我看見李叔叔展現出驚人的意志力！令人開心的消息是，他可以在慢跑機上面走了！

✿ 找來助行器，瞬間發亮的眼神

星期日是復健老師休息日，或許有的病人會覺得好不容易能休息了，因為復健除了費力，有時疼痛是難免的。但那天我去看李叔叔時，他一臉無奈。他不想停止復健，想趕快變得更好，這一整天對他來說是漫漫長日，要怎麼度過？

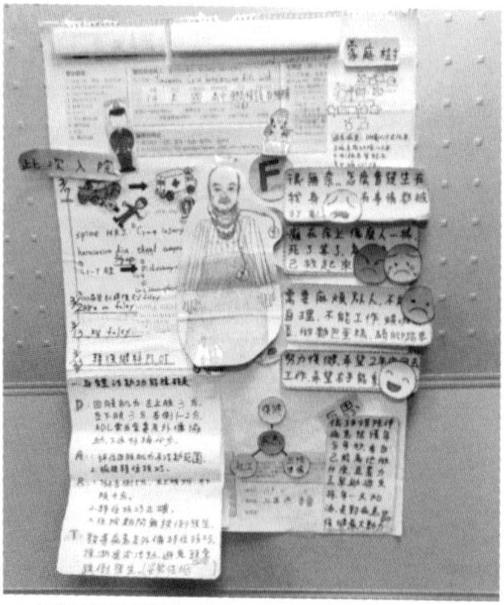

▲ 厲燕蓉護理師把照顧李叔叔的重點與互動過程手繪出來，單位同仁一起見證叔叔復健進步的喜悅。

「叔叔你等一下，我去找個東西。」我心想，我們是復健科病房，怎麼可能會沒有助行器呢？果然，我在庫房找到了。

「叔叔，你看這是什麼？」

李叔叔一看，立即綻放了久違的笑容，眼神也瞬間明亮了起來。其他護理師也看到，「哇，叔叔整個眼睛都亮了！」

我們協助他下床，讓他扶住助行器在病房裡自主復健。他跨出的每一步都非常緩慢，但每跨出一個腳步就離目標更近！一兩天後，他已經可以自己從病房走出來到走廊上了！

✿ 笨鳥還是會飛，我是被需要的人

沒想到，不過是找到一部ㄇ字型助行器，就能讓李叔叔這麼開心。一個不起眼的舉動就能為人帶來喜悅和祝福，不禁讓缺乏自信的我，變得更有信心。原來，我是被需要的人！

也許，是自己比較笨的關係吧！例如，我的護理師執照一共考了四次才考取，考試期間靠著在早餐店打工撐過去。以前是新人時，一個人顧四個病人都手忙腳亂，被護理主管嫌棄，甚至因為氣我笨、教不會，讓我整個人更緊張，整個人都嚇傻了，主管再教什麼我也聽不進去。

想不到我來到花蓮慈濟醫院三年多以來，我一個人可以照顧八、九個病人，連上大、小夜班我都有自信，不再害怕了。現在常有病人對我說：「妳很有耐心！」、「妳好棒！」這些回饋，對我的付出是莫大的肯定。

現在我的護理生涯正接受新的挑戰，我接任了單位的教學小組長。時時刻刻提醒自己，萬一遇到像菜鳥時期的自己一樣資質愚鈍的學弟妹，還是要有耐心的教導，笨鳥還是會飛的。

李叔叔剛住院時，身上插了很多管子，成天愁眉苦臉，後來卻越來越堅毅，總是正向積極的復健。我把前後對比畫了出來，跟單位同事們分享他的努力過程。我畫出他哭泣的臉和後來堅強的表情，分享他走出低潮，並開始正向復健的精神！可能是小學參加過繪畫比賽的功力還在，大家一看到我的畫就能體會李叔叔的心情。而李叔叔甚至把我的畫跟朋友分享，誇我畫得像。我很害羞的表示謝謝他的讚美。

對了，李叔叔後來出院了！他可以用走的走出醫院回家了！他每週固定到一樓的復健教室訓練，生活重回正軌，逐漸恢復他原來精神的樣子。他也會回到我們病房來，給其他病友加油打氣。

我很珍惜陪伴李叔叔的照護每分每秒，思考自己能為他做什麼，並盡力去幫助與支持。護理師每一天的加油鼓勵，是病人復健最大的動力之一。關心人的同時，我也從李叔叔身上學習到在經歷人生低潮時，要怎麼重獲勇氣與信心。

復健科照護，護理師這樣說

回想起初來護理職場的我，即使工作充滿壓力，但憑藉著這股壓力是會讓自己成長茁壯的；這種壓力會使我們在具挑戰性的護理工作中，讓自己精力充沛與心神振奮。因為我們面對的是生命，所以更需時時提高警覺，避免醫護上的疏失及對病人的傷害。人的生命無常，身體如此脆弱，不見得每個病人都能康復出院，可是用心的為病人付出、服務需要幫助的人，是護理工作最大的喜悅與成就。

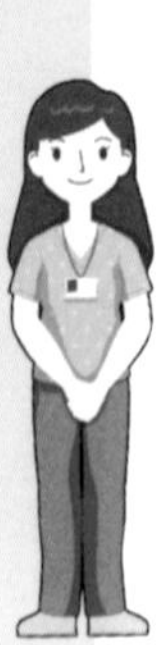

就需要長時間復健的病人們，病房除了常規的時間點復健，其實其餘閒暇的時間點都是可以

復健的，像是盥洗、如廁、進食等日常生活都是訓練的好時機，更是鼓勵患者走出個人病房，復健治療期間，多結識其他病友與家屬，彼此分享經歷、互相支持鼓勵，看到別人走過的歷程，才不致感到徬徨、沮喪。

在照顧類似這樣的病人時，有時會有「假使哪一天是我的家人，我該怎麼辦？」的想法，眼看著原本使用自如的軀體變得難控制、無力操使，一切本應理所當然自己來的吃飯、上廁所、換衣洗澡……沒有別人幫助的情況下變得無法完成，得像新生兒一樣重新學習一切基本動作，花更長的時間、卻不一定能回到最初的功能與狀態，這樣的落差感與失落感，這些原本看起來再容易不過的事情，對病人來說什麼都做不好做不到了！

我想分享的是，一定要用心陪伴病人努力復健；不要一味要求他趕快會走路，重要的是四肢穩定、平衡控制的「基本功」；進食、刷牙、洗臉、移位等日常生活的動作，鼓勵只要能力所及，盡量自己來，適當的輔具也可協助降低難度，使其重新找回獨立自主的能力，進而有成就感。除了照顧、陪伴復健以外，盡量同理他心中的感受，當你把他的感受放在前面的時候，你會縮小自己照顧病人的痛苦；一個鼓勵的眼神、擁抱或微笑，往往更有效！

【醫療照護小辭典】

註21 職能治療 vs. 物理治療

復健醫學部分有職能治療師與物理治療師兩大類。

§職能治療師

職能治療，主要針對腦血管疾病，例如：中風、腦外傷、腦神經病變、脊髓損傷、中樞或周邊神經損傷、手部外傷、骨折、燒燙傷等患者，藉由各種不同的活動，增進姿勢控制、手腳的動作控制及協調、肌力、關節活動和認知功能；同時訓練執行日常生活功能，例如：翻身、坐起、進食、盥洗、穿衣、轉位、移行等，藉此提升病人的自我照顧能力，同時也藉由教導代償方法、輔具的衛教及提供和副木的製作，提升病人自行執行的表現，讓病人發揮最大的功能獨立性。

§物理治療師

物理治療是透過物理因子或媒介、如利用聲、光、水、冷、電、熱、力、磁、運動等和相關原理，再配合或應用生理、心理、病理和解剖科學概念，從而達到治療病患、恢復身體活動功能，提升身體活動能耐，改善及加強日常生活或工作能力、預防疾病，提高生活品質。

物理治療提供一般民眾運動傷害衛教諮詢、增進體適能運動諮詢。例如骨科方面可提供如五十肩、軟組織疼痛，運動傷害的知識，以及骨科手術如膝關節置換術、髖關節置換術後的復健

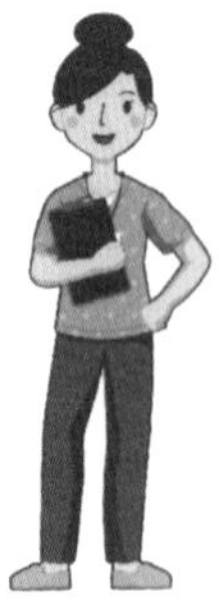

療程；神經疾病方面則提供腦中風、腦外傷以及脊髓損傷等神經疾患，和截肢所造成的失能復健；另外提供身心障礙者氣墊床、電動床以及特製輪椅和義肢申請的評估鑑定和肢體障礙鑑定等服務。

註22 復健處方

復健科病房護理師，需理解復健運動、藥物、藥物動力學，以協助病人順利完成復建。在復健課程開始之前，護理師要讓止痛藥的藥效發揮，病人才能在無痛的狀況下復健，並瞭解用藥的起始時間和維持的效果。例如：藥是九點吃，如果一吃完就要病人運動，會很痛，效果不好。最適合運動的時間是九點半以後，因為口服藥需半小時後才發揮效用。

9

成年 心臟內科

有妳的照顧，我們更有信心去戰鬥了！

陳建皓
心臟內科病房護理長

「謝謝美麗又善良的妳，有了妳的照顧，我們更有信心去戰鬥了。」原本決定放棄治療的趙大哥夫婦，因著護理師的鼓勵，決定繼續堅持下去！我常提醒護理學弟妹，在照顧病人的同時，也別忘了關心家屬。看到我們單位的護理師發自內心的做到這一點，我非常開心，也以他們為傲。

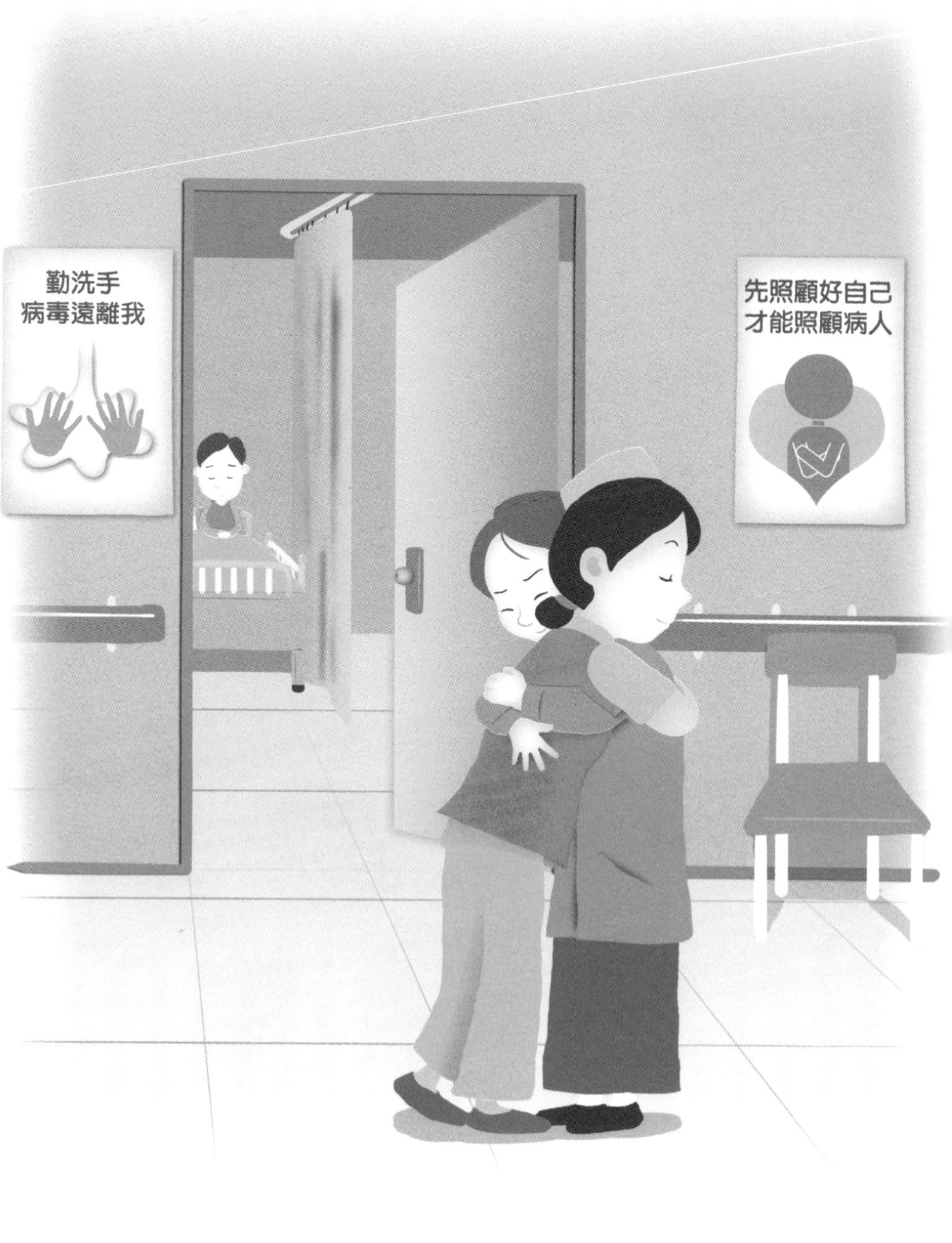
勤洗手
病毒遠離我
先照顧好自己
才能照顧病人

✿計畫趕不上變化，心臟衰竭的衝擊

國中畢業選擇從軍，然而職業軍人的工作讓趙大哥與家人聚少離多，他總想著屆齡退伍後就能把大部分的時間用來陪伴家人，尤其是結縭二十九年的太太，要來好好彌補自己長年不在家人身邊的遺憾，同時也趁著退伍後的時光，好好享受天倫之樂。

怎麼知道才剛退伍，喜孜孜過了一段悠閒日子後，趙大哥就覺得整個人常常動不動就沒力氣，沒走幾步路就喘，想說是不是感冒或呼吸道感染，去看一下醫生，醫生請他去檢查是不是心臟的問題。掛了心臟科門診，醫師一診斷，病名居然是「心臟衰竭（註23）」。從此，趙大哥就成了心臟科的常客。「心臟衰竭」，變成他們夫妻在人生下

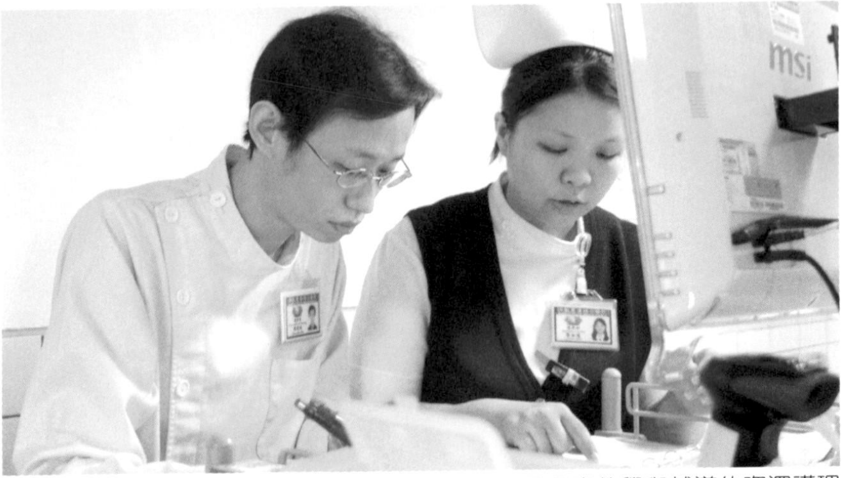

▲當新進護理師學會以同理心對待病人與家屬，是負責教學與輔導的資深護理師最大的驕傲。

半場共同面對的課題，一兩個月就要進出醫院看診、檢查，甚至住院治療；醫院場所成了趙大哥退休生活的主要地點；而趙大哥夫妻，久而久之成了我們這些第一線護理師照護的熟面孔。

✿ 努力讓心臟保持跳動

九年來，為了跟心臟的衰竭速度比拼，趙大哥接受醫師的用藥調整，忍受藥物的副作用，然後，裝心臟節律器，預防致命性心律不整的出現；到後來冒險做了心臟瓣膜（註24）置換手術。趙大哥常說起他唯一的希望——可以多活一天是一天，「因為年輕沒有好好陪家人，希望能在一起，愈久愈好。」

其實，心臟衰竭的五年死亡率比子宮頸癌、攝護腺癌等一些癌症高，高達百分之五十，等於兩個病人可能有一位在五年內會死亡。趙大哥配合著醫師的建議，做了所有的努力，也贏過了死亡率的數字，所以我們團隊對於趙大哥相當佩服，對趙太太的付出，更是一一看在眼裡。

✿ 提議代班，拜託照顧者休假去

「大嫂，趙大哥今天怎麼樣？有沒有舒服一點？小便量好像比昨天少一點。」

「我看他人還是沒什麼精神！早上量體重，多了零點五公斤！」

「這樣子，大嫂，不要擔心，沒關係，我們請醫師再開藥調整一下。」

趙大哥又來住院了。與疾病奮鬥了九年，趙大哥的心臟衰竭還是不可避免的走到了末期的第四期，「換心」似乎變成了最後一道與死神搏鬥的武器。趙大嫂是主要照顧者，或者說，她是唯一的照顧者，照護先生從不假手他人，全部一手包辦。趙大哥登記換心之後，趙太太對於先生的照護更加用心仔細，因為身體狀態維持得好，等待換心的排序才有機會往上。

這麼多年下來，血壓、心跳的變化、一些檢驗數值、數據的變化代表什麼意義，趙大哥夫妻已經很有概念，我們在護理照護上做什麼事情，他們也明白。小便量變少、體重變重，對於心臟衰竭患者都是不好的徵象，是照護上很重要的觀察指標，這表示心臟的情況愈來愈不好了。趙大嫂其實很緊張，很焦慮。

明明可以請看護，或是安排女兒或其他親戚來協助照顧趙大哥，但趙大嫂都說不用。連半夜先生翻個身，她都馬上醒過來探看，自己都沒睡好，連續一個月下來，我們都知道她太累了，身體無法負荷。

護理師依潔來給藥時，很心疼，對趙大嫂說：

「大姊，身體撐不撐得住？」

「沒關係！」大嫂像往常一樣的說著。

依潔很真誠的對大嫂說：

「妳先回家休息，大哥有我們在照顧，妳放心。好好回家休養，幾天都沒關係。這段期間我們會幫妳把大哥顧好！」

巡病房時，聽到依潔跟趙大嫂的對話，我心裡頓時激起了一陣倍感安慰的漣漪，這孩子，真的有聽懂我教的，這麼替病人和家屬著想……。

其實，護理師很少會這麼對家屬說的。因為護理工作忙都忙不過來了，人手都不足了，每個人要照顧好幾個病人，誰的頭腦那麼不清醒，還要幫家屬「代班」照顧病人!?但是我懂依潔的心，趙大哥的其他主護一定也不介意的，因為我們看到趙大嫂的付出不是一天兩天，我們都被她，或者說他們彼此的心意感動了。

✿ 跟老天爺賭一把，遇見上帝派來的天使

在決定接受心臟移植手術後，趙大嫂在自己的臉書寫道：

「每一場戰役都打得辛苦無比，慈濟的心臟團隊不斷地為老爺做最好的治療，現

在，我和老爺終於鼓起了勇氣接受團隊的安排，把生命交託神，把專業交給醫療團隊的安排，沒有什麼事情不能賭一把，就像老爺每期都會買彩券一樣……而移植這件事情不也是一場賭注嗎？」

隨著時間過去，趙大哥的心臟好像已經快等不了了。心臟內科主治醫師找了心臟胸腔外科醫師，與趙大哥夫妻討論裝上葉克膜，讓換心排名再往前提。安裝葉克膜（註25）的期間必須住在加護病房，就不由我們心臟科病房照顧了。趙大嫂曾提過她會在自己的臉書上抒發心情，有時也會拍護理師、物理治療師在照顧他先生的照片放上網，讓他們的親朋好友知道趙大哥受到很好的照顧。

趙大嫂這些年來一直把對先生的心疼藏著，頂多在臉書上寫一點點，沒有告訴任何人，只是自己堅強的挺著。那天晚上應該是已經到臨界點了吧，手術的前一晚，趙大嫂的臉書上出現消極的字句：

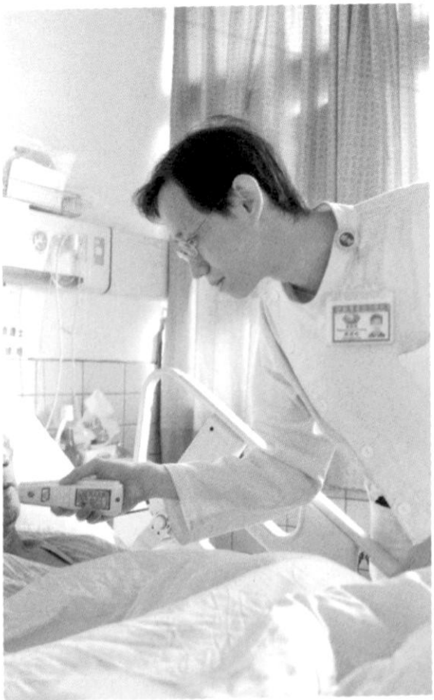

▲護理工作常會遇到瓶頸或困境，但病人及家屬的感動回饋累積成為護理師繼續前進的動力。

「我不行了！」

「明天天一亮，等醫生出現，我們就不要裝葉克膜了，我放棄……」

關注趙大嫂的臉書成了依潔的習慣，她接收到趙大嫂的無助，隔天一早帶了一個蛋糕，到加護病房去送給趙大嫂，沒有說些什麼，只是遞了一張卡片給她。卡片上寫著：「大姊，我們都會陪伴您，您要堅強。」

不久就看到趙大嫂在臉書貼上了蛋糕和一段文字：

「世界上最遙遠的距離，不是生與死，而是妳站在我面前，我卻不知道就是妳，謝謝美麗又善良的妳，有了妳的照顧，我們更有信心去戰鬥了，很感動，真的。感謝主總是在我最需要溫暖的時候，差派天使來撫慰。」

原本決定放棄治療的趙大哥夫婦，有了依潔的鼓勵之後，決定繼續戰鬥下去！可惜，趙大哥最終沒有等到適合移植的心臟，就離開人間了。

「幫我謝謝二六西的各位白衣天使們！住院那段期間深受大家的照顧，叔叔和阿姨銘感在心，沒有一家（醫院）的護理師會讓我們這麼感動，你們是最棒的一群醫護人員，我代替叔叔向妳們致上最敬意！謝謝依潔、謝謝各位二六西白衣天使們！」

趙大嫂不敢回到我們病房，怕會觸景傷情，託依潔帶了小禮物和這段感謝語給醫護人員。

✿付出多一點，生命更美好

我從高雄義守大學護理學系畢業之後，因緣際會下來到花蓮慈院心臟內科病房服務，從二〇〇七年到現在，十三個年頭悠悠而去，曾經在到職兩個星期後就決定離職，但因為在臨床一點一滴累積了病人和家屬的感動回饋，而成就我繼續前進的動力。

當學妹真實的把我們教導的精神呈現出來，即使是讓病人跟家屬感動的小小的關心的動作，讓他們感受到支持，願意鼓起勇氣去面對生命的挑戰。我們在護理常規工作之外，多付出一點點，我們和病人、家屬的生命都有機會變得更加美好。

常有住院病人的家屬跟我分享，「你們的同仁雖然年資很淺，可是他們都會關心我們。」護理有心，我們好好照護病人，病人和家屬的回饋也會讓我們升起信心，創造自己生命的存在與價值。

心臟內科照護，護理長這樣說

疾病有不能治癒的時候，人也終有死亡的一天。多數醫護人員都有著幫助病人對抗疾病或戰勝死亡的使命感，當死亡無法避免時，也會感受到莫大的挫折。但是不要忘了，善終，也是我們能給予病人最美好的祝福。我們無法改變生老病死的循環，但病人會因為有我們的陪伴與傾聽，讓人生更加璀璨與圓滿。

家人是最強大的支持力量。我們擔心家屬經常需要在艱難的醫療處置和財務進行抉擇，而造成強烈的情緒波動和壓力。不捨是必然，但家屬遠比我們想像中要勇敢太多。未來無法預期，把握當下，我們以病人為中心，做為病人和家屬堅強的後盾，增進對於疾病的認識與照顧能力，滿足病人的需求和希望，讓生活有品質。即使到了生命末期，也能有尊嚴的活著。

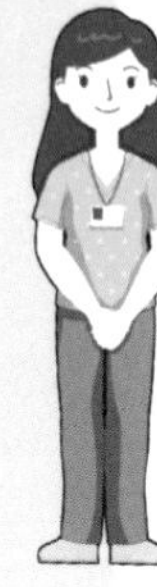

【醫療照護小辭典】

註23 心臟衰竭

§累、喘、腫——心臟衰竭3大警訊

- 「累」是心臟衰竭初期的症狀，由於心臟開始無法正常有力的將血液打出去，腦部容易缺氧讓人感到疲累，甚至常常頭暈、覺得虛弱。
- 「喘」是由於心輸出量（每分鐘心室輸出的血量）不足，正常人的心輸出量約5公升，心臟無力時，只能打4公升的血液出去，另外1公升回流積在肺臟裡，造成病人呼吸困難，稍微活動就喘，晚上睡覺躺平就喘，或是睡一半喘醒，需要坐起來休息一下才能繼續睡，也需要多墊幾顆枕頭才比較好入睡。
- 「腫」是指水腫，如果身體法處理積在肺臟的血液，本來是只有肺積水，慢慢的腹部也積水，更嚴重時積水從器官擴及下肢，造成水腫。

註24 心臟瓣膜

心臟包括兩個心房、兩個心室，而瓣膜就像是這些房室的開口，主要是讓心臟血流維持一定的方向。心臟的四個瓣膜包括主動脈瓣、二尖瓣、三尖瓣與肺動脈瓣。

目前心臟瓣膜在臨床上最常見的問題是逆流與狹窄。主動脈瓣狹窄若不嚴重，不一定有症狀，所以自己不一定會知道，往往都是在健康檢查時醫師聽出心臟有特別的雜音，或是透過心臟超音波測量到血流有壓力差的變化。一旦查知，就會建議持續追蹤。

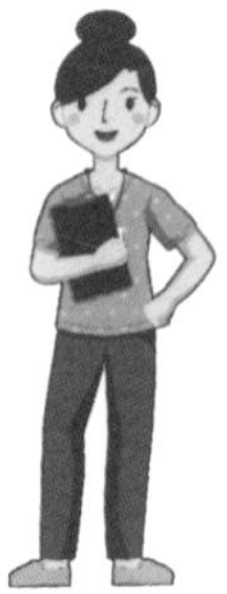

瓣膜出問題，常見的症狀是喘與胸悶。一般如果是輕、中度狹窄，可以考慮藥物治療，減輕因為心臟肥厚引起的心臟症狀；如果是重度又有嚴重症狀，就會建議開刀，或是利用心導管手術置換人工瓣膜，避免暈厥、胸痛、甚至猝死的意外。

註25 葉克膜

葉克膜（Extra-Corporeal Membrane Oxygenation，簡稱 ECMO），是「血液幫浦」（人工心臟）及「體外氧合器」（人工肺臟）的組合。利用幫浦將患者的靜脈血液引流至體外，經氧合器進行氣體交換後，再回輸到患者動脈或靜脈內，暫時讓患者度過生命的危險期。

用於急性心臟衰竭合併嚴重休克，可以擔任心臟的工作，減輕心臟負荷，增加心輸出量，也可以取代肺臟的任務，協助提供足夠氧氣與血液輸出量給全身的器官。

葉克膜必須在加護病房中使用並密切觀察生命徵象及整體循環功能。它不能治病，只能延長救命的時間，是跟上天借時間，讓醫療團隊有時間找出病因及治療的方式，最後就是等待患者的自行修復能力。

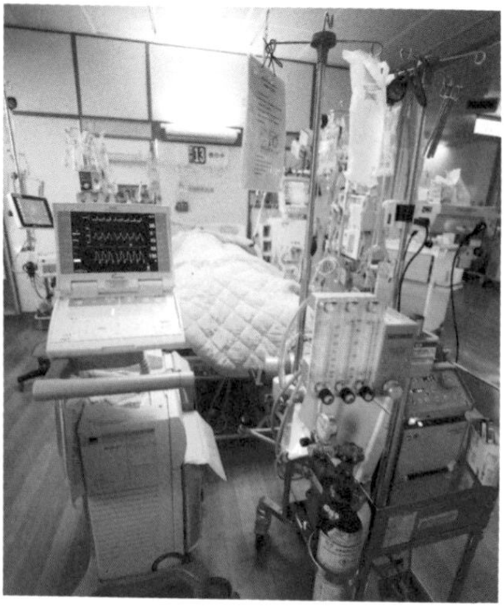

10

聽到響亮的哭聲就鬆了一口氣！

成年　婦產科

產房副護理長

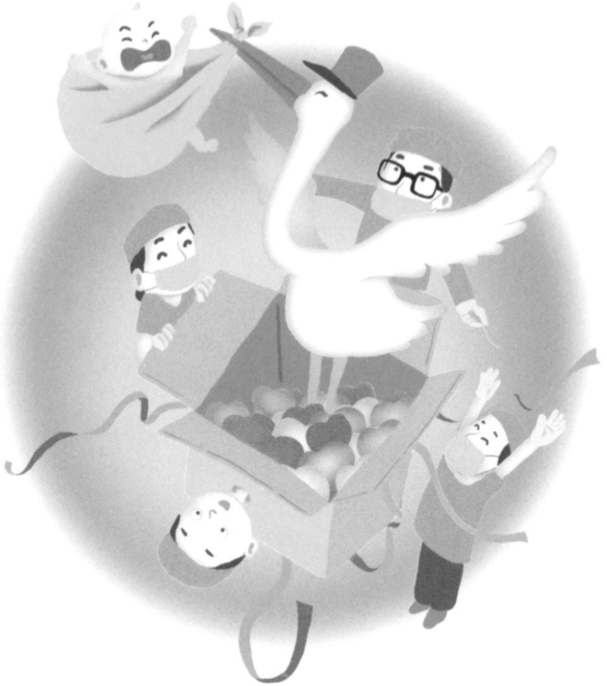

產房，對於許多人來說，聯想到的名詞是「開心」，因為產房是一個讓人對生命充滿期待，迎接新生命和新希望的地方；對於我來說，也是如此。只不過，偶爾免不了會出現驚險時刻！這時我的任務就是幫助產婦過險關，過了險關，新生命就能平安抵達世間，讓他們一家人開心放心。

每一天都是驚喜包

產房所需的護理專業有其獨特性（註26），除了必須具備基本知識和照護外，要額外學會內診、判讀胎心音圖形，進一步瞭解所有高危險性妊娠的處置，甚至要會高級心臟救命術（Advanced Cardiac Life Support, ACLS）及新生兒高級急救救命術（Neonatal Resuscitation Program, NRP）。

在產房上班的每一天，都像是一個驚喜包，每一天都可能有驚喜，因為你永遠不會知道下一秒來的產婦，是需要安胎的、還是需要待產的，甚至會不會是危及生命的高危險妊娠的產婦……。

白天有值班住院醫師在產房內坐鎮，但從下午五點半到隔天清晨八點，住院醫師會在病房及產房兩邊跑，所以產房護理師要「扛得住」，希望不要一下子驚喜加倍，免得忙不過來。還要有緊急應變力，遇到突發事件必須快速請求支援及因應。

猜測產兆何時，從胎心音判讀

產兆（註27），我心裡稱它為「生命的啟動」，你永遠不會知道新生命啟動的時間。我們可以盡量預測產兆在一定的範圍裡，但無法精準知道是幾小時後的幾分幾秒會發生，不知道是不是寶寶有自己的想法，或是老天常有自己的安排……我們要做的最重要的事，就是盡快幫產婦接上胎心音監測器，盡快瞭解產婦肚子裡的狀況，並給予最適切的處置。

胎心音監測器外接兩條線，線的末端是圓盤，兩個圓盤貼在媽媽隆起的肚子上，一個貼在肚臍上方來監測子宮收縮，另一個則是在下腹部位，來聽胎兒的心跳。

「媽媽，我貼一下（胎心音）監測器探頭喔！可能會有點涼涼的。」

把圓盤塗上傳導凝膠後，我會觸摸孕婦的腹部，判斷胎兒背部的位置，然後把圓盤貼在肚皮上固定住。孕媽咪的床旁會有儀器顯示監測狀況，這些資料也會同步送到護理站的電腦螢幕，讓我們隨時掌握胎兒的心跳及媽媽的子宮收縮情形，萬一出現產兆且符合住院標準的條件（註28），我們就能立刻準備入院待產。

✿ 寶寶，心跳不要忽然那麼慢

我們產房最多可以收七位產婦，不過平日可能約兩、三位。記得那天我上大夜班，半夜十二點前走進產房與前一班同事交班時，產房裡有兩位孕婦，一位是足月住院等待生產的媽媽，另一位是因不達住院標準而留院觀察的媽媽。結果交班沒多久，從急診又送上來一位突然落紅的璇媽媽，等於我和同事們這個晚上要同時觀察三位媽媽的產程變化。

胎兒的心跳大約是一分鐘一百二十到一百六十下，比成人快了兩、三倍才是正常的。璇媽媽的胎心音監測器卻在這時顯示「60次／分」，一分鐘才跳六十下，而且持續了快三分鐘。

這麼慢的胎兒心跳，意味著寶寶可能出現缺氧情形，需要密切觀察。但正當我擔心的時候，數字又回復正常，然後三小時內，璇媽媽從子宮頸一公分到子宮頸全開，「呼，沒事了！媽媽快生了！」沒想到在覺得可以放心的時候，胎心音居然又開始減速！如同我前面訴說，因產房大部分只有一人獨自上班，所以對於胎心音判讀的能力（註29）及敏感度很重要，看著寶寶「恐怖」的心跳減速，讓我不禁心跳加速！

我趕緊一邊聯絡值班住院醫師和主治醫師，一邊讓璇媽媽側躺，看胎心音會不會回復，並為她戴上氧氣罩增加血液含氧量，讓寶寶有多一點氧氣避免缺氧，手腕內側接上點滴輸液增加血流量；璇媽媽側躺後，胎兒心跳回復正常，但過一會兒又開始變慢！這次我幫璇媽媽再調成趴姿，看看她肚子裡的胎兒能不能因此改變姿勢，讓心跳也快回來……。

✿飛奔送刀，最遙遠距離

等著主治醫師高聖博醫師的時候，胎心音已經過慢持續三分鐘，還是沒有回到正常範圍，我像搭雲霄飛車到頂端要下滑般心悸，立刻再次打電話給高醫師告知情況，原本應該送到分娩室（註30），高醫師決定改成最緊急剖腹產，立即送至開刀房。由值班住院醫師向家屬說明，獲得口頭同意後同步行動，留下璇媽媽的母親在產房簽署同意書，我負責推床，先生幫我直接推著呈趴姿的璇媽媽的那張大床，往開刀房的方向快跑。值班醫師負責聯絡麻醉科、開刀房、小兒加護病房，所有成員往開刀房集合。那時，我心裡其實是想狂奔的！（**但在醫院裡不能狂奔，可能會害旁人受傷。**）

從產房到開刀房，正常時間大概十分鐘，等電梯時間另外算，我們連等電梯卻只花了不到五分鐘，就把璇媽媽從大愛樓三樓的產房送到合心樓二樓開刀房門口，由開刀房護理人員接手。

第一次覺得，產房和刀房的距離是如此的遠。

接著我從二樓走樓梯上到三樓的開刀房更衣室，要換上手術衣帽、穿上鞋套後，準備進到開刀房，負責新生兒出生時的新生兒護理照護。我在換衣服的這一兩分鐘時間，小兒科的護理師也趕來，她說：「我們把親子同室的新生兒從病房推回去嬰兒室的半路上，看到你們用『飛奔』的模式送刀，就趕緊用最快速度把手上的寶寶推回嬰兒室趕來了！」

我們一邊動作不停的換裝，一邊交換指令，「如果胎兒出生狀況不好，我負責裝生理監視器。」「那我負責協助我們（小兒科）許醫師放置小兒氣管內管。」把握短短不到兩分鐘時間將最慘烈的狀況都設想好，做足準備後，從內部通道進入開刀房。我看到璇媽媽正被開刀房護理師移到手術臺上，我對一下自己的手錶，時間是我從產房出發後的十分鐘。

✿ 聽到響亮的哭聲，放心了

小兒科醫師、護理師帶著他們準備的新生兒急救包裝備：生理監視器、小兒插管和急救用物等，加上產房護理師我，三個人排排站，在開刀房一角待命，看著開刀房兩位護理師進進出出排好器械，麻醉科醫師與護理師在調整麻醉設備，主治醫師高聖博和住院醫師為璇媽咪消毒手術區域，佈置無菌區。

所有的人情緒緊繃，房間內的緊張氣氛和以往的常規剖腹產完全不一樣。高醫師站到手術臺旁輕聲的對產婦說：「媽媽，這樣會痛嗎？」「不會。」確認璇媽媽半身麻醉生效後，在她肚皮上劃下第一刀，再一刀進到下一層……，進到子宮裡，然後，我看到高醫師把新生兒給抱了出來……。

「嗚、哇，嗚哇哇哇，哇啊啊啊……」寶寶皮膚一接觸到空氣的瞬間，發出響亮的哭聲，在開刀房裡的所有人鬆了一口氣，也露出欣慰的笑容。寶寶好像好委屈啊，哭到都憋氣了。小兒科醫師評估後，決定把他先送到新生兒加護病房觀察。

我們兩個護理師推著保溫箱裡的寶寶，走出開刀房大門，我按下電梯往上的按鈕，這時璇媽媽的先生和其他家人也跟了過來。我以為要一起搭電梯，電梯到、門一開，我們先進去，轉過身來後，他們居然對著我們一鞠躬！電梯門漸漸關上，電梯裡剩下保溫箱裡熟睡的寶寶，我們兩個護理師和小兒科醫師。我們三個人互相對看了一眼，我不知道他們怎麼想，但我自己是接收到一股感動的暖流，直直竄進心窩裡。

在我送刀及在開刀房執行新生兒護理的期間，先由其他護理師照護其他兩個待產的產婦，病房部分由值班護理長協助負責，等我把寶寶送到新生兒加護病房後，再到產房繼續接手照護其他待產的產婦。主治醫師下刀後回到產房，他分析研判是懷孕早期臍帶繞頸，但臍帶鬆脫後就在胎兒肩膀附近，隨著產程進展，胎頭往下降，臍帶就被壓到，所以胎心音就會跟著減速，幸好我經驗充足，所以處理得很快，有了一個好的結局。

✿ 來不及出世，也要好好說再見

可惜也不是每次都會有快樂結局。久久總有一次會遇到足月、宮縮不適來醫院的孕媽咪，卻發現嬰兒已胎死腹中。較常見的原因是胎盤早期剝離，孕程中可能沒有任何危險因子，媽咪也沒有撞擊到腹部，但不幸就是發生了。

一般常規的剖腹產麻醉方式通常選擇半身麻醉，讓孕婦保持清醒、可對話，但擔心胎死腹中的產婦在剖腹手術過程出現血管內瀰漫性出血的情形，通常建議全身麻醉。那一次照顧君媽媽，得知她腹中的胎兒已沒有生命跡象，我就會時不時出現在她身邊，簡單關心她一兩句，聽她的回應，觀察她的情緒，「君媽媽，妳一有產兆就馬上來醫院了，非常有警覺性……

幾個小時下來，瞭解君媽媽的狀態後，我也是鼓起勇氣對她提出建議：「妳可以選擇半身麻醉，和寶寶做最後的告別……」我鼓勵她跟來不及出世但已相處了好幾個月的孩子道愛、道歉、道謝、道別。因為這樣做，她才能夠早點走出悲傷。

君媽媽在剖腹產後住院的五天期間，我都在產房上班，沒輪到產後病房，只能透過同事知道一下她的狀況。後來護理長轉告我，那幾天她去關心君媽媽，君媽媽很感謝我建議她用半身麻醉，她有把握那段時間好好跟寶寶告別，不至於留下過多的遺憾。

✿兩千次新生的喜悅

這就是我的生活，我的工作，每天都在等待新生的喜悅、迎接新生的喜悅中度過，和最不期望遇見的無常。我的工作，總是可以給我滿滿的成就感。一直覺得我只是盡自己所能，認真對待我的工作和我的病人，後來發現原來我所具備的能力，也能給予家屬安全感。

「看妳工作這麼有經驗的樣子，妳一定生過小孩！」很多產婦被我專業的樣貌折服而做出這樣的結論。或是會問我：「看到我們痛成這樣，妳還敢生嗎？」我總是笑笑的說出同樣的答案——雖然生小孩的過程很辛苦，但是新生命是夫妻間愛的延續。

雖然我未婚，但是在產房工作的這十三年來，即使只計算我進入到分娩室協助醫師接生的，也有將近兩千位寶寶喔。未來也會想要生一個小孩。可以幫助所有的媽媽們順利生產，每一次都像是我生了小孩一樣的開心。

產房照護，副護理長這樣說

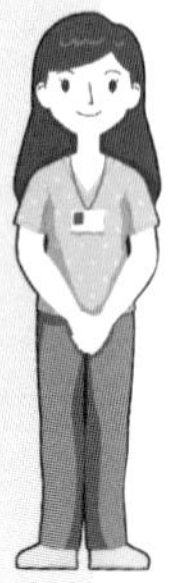

工作經驗中讓我最有感的的就是「護理基礎真的是學理」，充實自己的學理去看最新文獻在面對病患和家屬的時候就可以針對病人問題侃侃而談，加上給予病患有溫度的照護而非只是冰冷冷的護理沒有任何的關心，只是給藥、換藥和身體評估，她們對於你的印象和信賴也會越來越好且在他們的生命歷程中，他們會永遠記得你曾經出現過而且是一個好的回憶。

懷孕是辛苦的一件事情，忍受孕期的不舒服、水腫、便秘、睡眠品質不佳等症狀後，即將迎接可愛的寶寶，在懷孕37週後出現產兆可以準備來醫院待產。待產過程是一個馬拉松比賽的概念，適當的放鬆、休息和進食食物補充體力，都可以幫助產程的進展，先生也可依照產婦需求協助按摩，與護理人員一同配合就可以有一個很好的待產經驗唷！

【醫療照護小辭典】

註26 產房護理

在產房內很多的處置是需要靠護理人員的評估來決定，例如：當胎心音變異性差的時候，第一時間和醫師討論點滴及氧氣的使用；產婦的產程進展緩慢或是宮縮疼痛不適，護理師可以教產婦放鬆的方法，或是使用產球運動來幫助產程的進展。

註27 產兆

當產婦懷孕滿三十七週後，出現落紅、規則宮縮三分鐘一次或羊水破裂而有液體從陰道持續性流出，都是產兆的徵象。

註28 符合住院標準的條件

§ 初產婦（第一胎產婦）

只要符合「子宮頸擴張3公分以上、羊水破裂、陰道出血量多、胎心音不穩定需住院觀察」以上其中一項即可住院。

§ 經產婦（第二胎產婦以上）

只要符合「子宮頸擴張3公分以上、羊水破裂、陰道出血量多、胎心音不穩定需住院觀察、規則宮縮且產檢乙型鏈球菌呈陽性住院須施打抗生素產婦」以上其中一項即可住院。

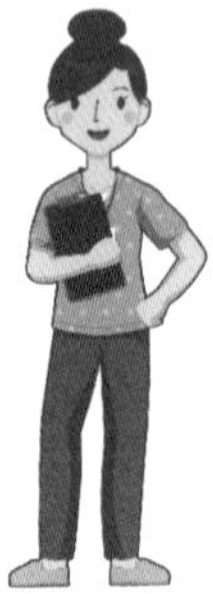

註29 胎心音減速vs.胎心音變異性減速

胎心音的減速分為早期減速（胎兒壓迫導致）、晚期減速（胎盤功能有問題）及變異性減速（臍帶被壓迫導致血流減少導致）；這三種減速所呈現的胎心音圖形會有不同的形狀。若是變異性減速，可透過調整產婦的姿勢來讓胎兒的臍帶壓迫程度降到最低。

註30 分娩室

當產程進展到初產婦子宮頸全開，且用力可在陰道口看到十元硬幣大小的胎頭、或是經產婦子宮頸開八公分就會推入產房最裡面的分娩室進行生產。準備進分娩室前一樣要先穿上隔離衣、戴上髮帽和腳套才能進去，分娩室內就像手術房一樣，有手術燈、消毒過的無菌器械、新生兒處理台等。

產後病房產婦生產完、由醫師縫合完傷口確認出血後會由分娩室推回原本待產室的位子觀察兩小時。如果兩小時無出現異常症狀，如產後大出血等情形就會轉至三西病房開始產後的護理照護。

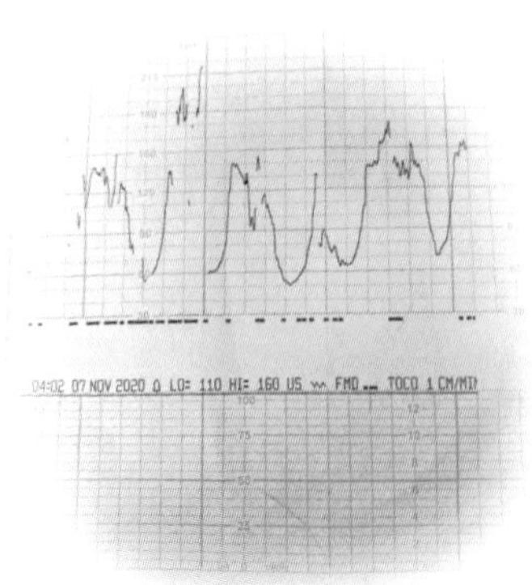

11

成年 胸腔內科

愛就是在別人的需要裡，看見自己的責任

侯惠娟
胸腔內科肺阻塞個案管理師

在我主辦的肺阻塞病友會上，鄭大哥現身說出自己的經驗：「你們看我現在好好的，我七年前喘到快沒氣，差點死掉……。」當年，陪女兒步入禮堂的願望支撐他走過治療旅程；如今，我手上的喜餅傳遞著生命的喜悅。看見病人平安恢復，令人心滿意足！

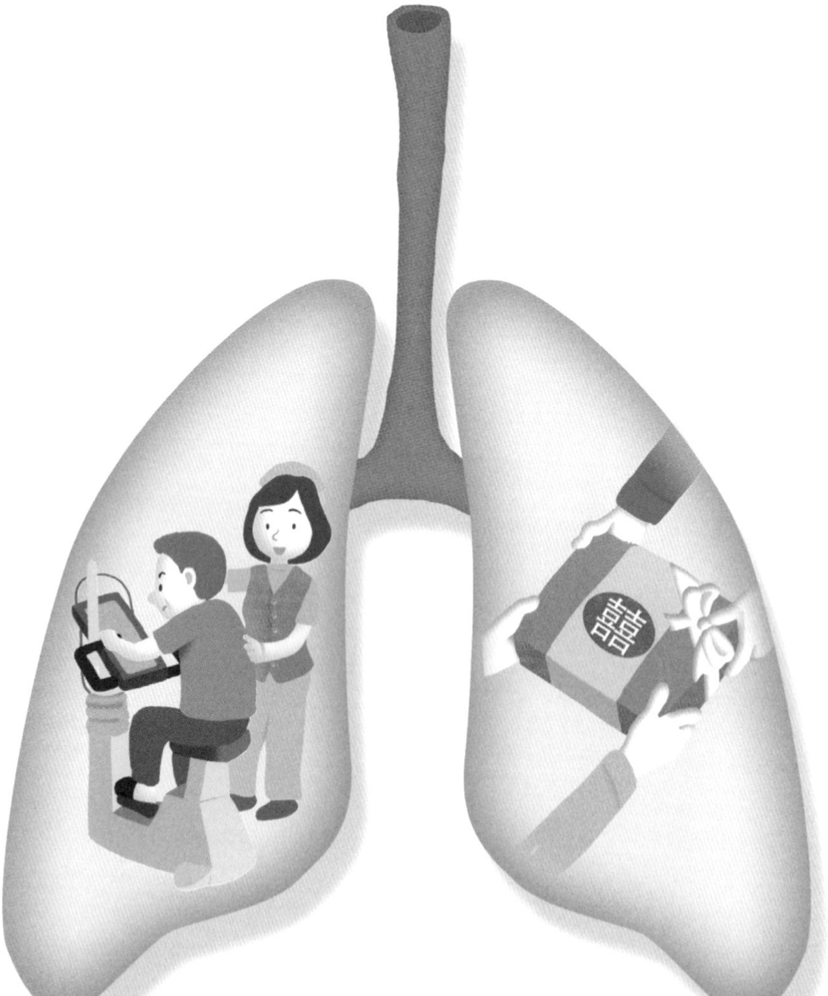
囍

✿ 您好，我是您的個管師

「先生，您好，我是胸腔內科的肺阻塞個案管理師侯惠娟。」

鄭大哥坐在輪椅上被太太推到診間看診，我想這是他們第一次聽到「個案管理師」這個名詞吧。我拿出醫院名牌自我介紹：

「我是負責肺阻塞疾病的個案管理師（註31），你們有任何跟疾病上有關的問題，都可以找我或打電話給我。」

接著，我向他們說明病情及用藥：

「醫師剛有跟您解釋說明現在的肺病目前的疾病狀態況，是屬肺阻塞最的嚴重等級的第三級，醫生開了三種三合一吸入藥及急救吸入藥物給您一起用，現在我教您如何正確使用，這邊有 - 長效型的ＸＸＸ Trelegy 和短效型的ＸＸ -berotec……」

這是我和鄭大哥夫妻的第一次見面。

接下來的三次會面，鄭大哥的身體狀況還是非常糟，連自己開車都沒辦法，他太太把車停在醫院前方的停車場，他下車走到醫院門口，一兩百公尺的路，他要走十分鐘，走個十步就要停下來休息。然後在醫院門口就走不動了，太太去借了輪椅給他坐著，再推著上到二樓診間。

▼在「肺復原中心」，呼吸治療師協助肺阻塞病人利用腳踏車運動復健。

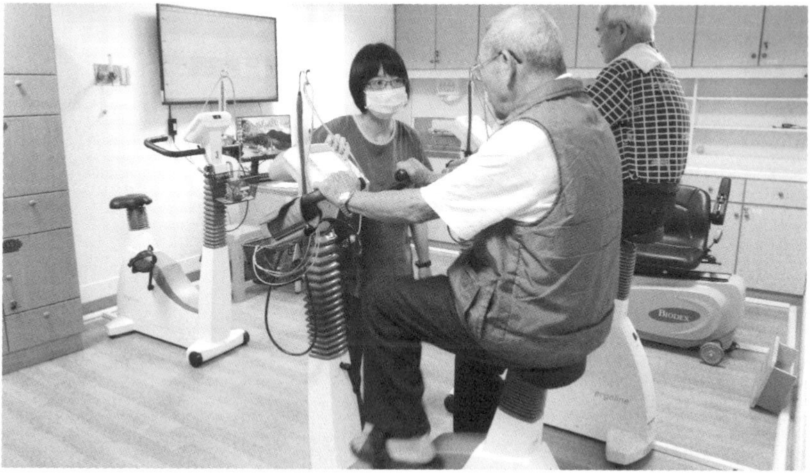

✿不間斷的肺復原運動

幸好，規律用藥三、四個月下來，鄭大哥至少有力氣自己騎車來醫院了，雖然只能慢慢走，但病情不再惡化，且逐漸穩定。剛好這段時間我們胸腔科成立了「肺復原中心」，我就建議他：

「鄭先生，您目前症狀穩定，要不要考慮執行『運動肺復原』？可以強化心肺循環功能，增加肌耐力及肺部氣體交換功能，改善呼吸困難症狀，你要不要試試？」

鄭大哥欣然接受。我沒有看過意志力那麼堅強的病人，除非颱風下豪大雨，他每周都來報到。從我們的肺復原中心（註32）啟用到現在，持續不斷。我猜想背後應該有點故事，熟了以後才敢開口問他。

✿愛就是在別人身上，看見自己的責任

七年前鄭大哥和太太打算暢遊蘭嶼，到了臺東，正要登船之前，突然喘起來，看著他快喘不過氣，喘到感覺快吸不到空氣了，太太嚇壞了，趕緊叫救護車送醫院。「我在急診被插管（註33），後來轉送回花蓮來，住進加護病房。」

「那時我真的喘到痛不欲生，覺得自己真的快要撐不下去了。」

鄭大哥一邊敘述著他當時的情況，因為他的菸齡長達三十七年，那時剛戒了兩年，但肺阻塞已經非常嚴重。久咳不癒、時常咳嗽卡痰，甚至一度因感冒引起肺炎，肺阻塞急性發作，導致呼吸困難，緊急送醫急救插管治療，當時他的肺功能已經只剩下三成，住院十幾天才移除呼吸管。

「鄭大哥，你真的很棒，怎麼願意一直持續來肺復原？因為有些人做了兩、三個月有改善之後就不來了……」

「惠娟！我這個病一喘起來就要我的命，不知道能活多久，不知道能不能撐到我女兒結婚？」

原來，鄭大哥只有一位獨生女，過了三十歲尚未找到好的歸宿，他覺得一個父親

▼ 個案管理師也舉辦病友聯誼會，讓肺阻塞病友彼此交流打氣，往康復的方向前進。

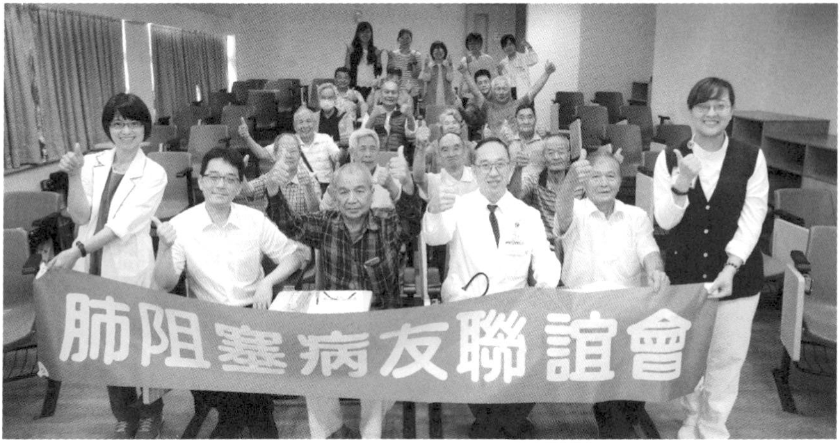

對女兒的責任，就是要看她結婚步入禮堂，這樣他的人生才叫做圓滿。原來，這正是他持續不斷來執行肺部復健的動機啊！忽然之間，我的內心感動莫名，原來愛就是在別人的需要裡，看見自己的責任！

✿ 個案管理從零開始，如今可全臺語衛教

當時輔英護專畢業後，我就來慈濟醫院胸腔內科工作了三年，接著回高雄工作，主要在兒科。進修高醫研究所時，主修社區護理。畢業後就到護專擔任實習教師，幾年後，發現還是喜歡與病人照護的直接互動，所以又回到熟悉的花蓮慈院。

這時剛好有一個肺阻塞個案管理師的職缺，我曾在內科、兒科、社區都經歷過，個管師也算是新的挑戰，我就決定接下這個任務，成為醫院「肺阻塞個案管理師」。

剛開始起步的時候，真的是辛苦，整個系統的建置及規畫，該怎麼幫這些病人，通通是從無到有。開頭花了半年的時間才完全上軌道，包括跟胸腔科各醫師間的默契培養，盡快瞭解肺阻塞疾病的照護指引，還要熟悉相關的所有藥物。

藥物有很多不同劑型，定量劑型、乾粉劑型、緩釋型的長效型吸入器……，每一種劑型都有兩三款或以上的用藥選擇。我必須知道每一種藥的使用方法，病人吸這些藥物的常見問題在哪裡，然後怎麼教病人才聽得懂、學得會。我現在是可以全臺語對話、全臺語衛教喔！這些都是我累積了四百個個案經驗的成果。

✿菜鳥期的委屈來自病人的不理解

我有一個很重要的任務，就是「收案」，因為我要提供肺阻塞病人最完整的服務，他們有什麼問題，找我，我就會盡量協助。回想起來，我覺得很委屈的就是，我認真工作卻還被大罵一番，只因為病人不理解。

剛開始在收病人的時候，我一天可以收到五六個喔！通常，門診的前一天，我就要一一打電話給要來看診的肺阻塞病人，叮嚀他們要帶藥來或是要注意的事項。門診當天，每一個病人，我至少要花二十到二十五分鐘的時間一對一衛教，因為每個人的問題和狀況都不一樣，病人如果同時來，我對一個人說明，其他人就要等。

有一天，就遇到一個不耐等的病人對著我破口大罵！「為什麼要看妳！我要看醫生，號碼都到了！」搞得我很緊張，他進去診間又被醫師「退貨」，因為醫師要他先來給我看。因為醫師覺得我和病人互動過，會給出很仔細且關鍵的紀錄，對他看診很有幫助。

現在我也學聰明了，會跟醫師協調，若真的我忙不過來，有些病人還是請醫師先看，再來我這邊-衛教，盡可能減少病人等待的時間。

✿ 為了病人好，能做的事盡量做

只要為了病人好，能做的事我就盡量做，所以我會盡量幫病人媒合轉介資源。以鄭大哥為例，他除了胸腔科的藥物治療，也規律做肺復原運動。但他常一邊摸著自己的啤酒肚一邊說腹脹讓他很困擾。中醫門診剛好就在我們肺復原中心同一層樓，我就建議鄭大哥試試中西醫合療。

「我幫你找一個年輕一點、有耐心的，然後病人數沒有很多的，看可不可以我們這邊做完，就過去到他的中醫診間，直接做針灸或治療……」

我們肺阻塞的病人，以中醫的經絡來講，肺與大腸相表裡，互相影響，肺經跟大腸經比較弱，所以多少會有便祕、腹脹的狀況，鄭大哥欣然接受我的提議。一年下來，他告訴我：「我瘦了七公斤！」而且，一整年沒有急性發作了。人瘦了下來，病情又穩定，他開心，我更開心啊！

✿ 個管師跟病人的關係是長遠的

當病房護理師時，我們都是針對急性期照護，然後病人出院，我們的護病關係就結束了。但個管師不一樣，我跟病人的關係是長遠的。我不只要照護肺阻塞的問題，還要瞭解病人有什麼其他疾病，也就是我們臨床常說的「共病」。

所以我接一個新病人時，主要會先說明肺阻塞（**又名慢性阻塞性肺病**（註34））的照護及吸入藥物的正確操作，接著就會談共病照護。這個病人有糖尿病，另一個有心臟病，所以我診間會準備相關疾病的衛教單張，病人問我：「糖尿病，那飲食要注意什麼？」我會先進行飲食衛教，評估後若需營養師介入，就協助轉介營養諮詢，並建議可加入本院糖尿病共照網。

我不是全能的，但面對疾病管理，我會積極取得相關證照。例如：職業安全的訓練課程，有些是由職業引起的呼吸道阻塞性疾病。此類符合病人我就可以轉介職安科並協助申請職災補助，或是提供對他們有幫助的一些資源管道。

有些病人因為不可逆的肺功能損傷，符合申請殘障手冊的資格，我也會主動告知及協助。還有些病人住得比較遠，例如住在鳳林、玉里，我覺得他們可能需要居家長照的一些服務，我也會幫病人聯絡他居住地的衛生局、相關部門，以銜接長照資源。

花蓮慈濟醫院在治療肺阻塞疾病有與臺東及花蓮的第二醫療院（診所及衛生所）所建立一個「東區 COPD 照護網溝通平臺」LINE 群組，方便院際間進行照護諮詢及病人上轉下轉的聯繫管道。如果我的病人病情穩定了，若因交通不便而無法到院就診，我會先跟他的主治醫師討論轉院，醫師同意，病人也同意後，我就去媒合及連繫診所的負責人，協助下轉事宜（轉診至花蓮市南部區域）並做好完善交班，以利病人後續醫療照護的妥善銜接照護，增加病人就醫的便利性及持續性。

✿ 最大成就感：顧好病人、病情穩定、共病相安無事

我的病人可以信任我，跟我分享他們所有的事情，而且有什麼健康的問題，第一個都會想到問我。

「惠娟，便祕五天了，要看哪個醫生？」

「阿伯，你怎麼了嗎？」

「不是我啦，是我鄰居。」

連街坊鄰居有事也想到來問我，我會感覺那是病人對我的信任。當個案管理師這三、四年以來，我覺得最大成就感就是，把病人顧好，病情沒有發作，共病也相安無事。

我的病人們都很可愛，總是把自家種的芭樂、香蕉……時不時就帶過來送我們，而且強調是自家種的，沒有農藥，我們都常常分享給同事，大家吃了就知道，「啊，現在是釋迦的季節啊。」「鳳梨又盛產了……」中秋節也收到病人家手作的月餅，比市面上的更好吃。

非常感謝病人常給我一些很好的回饋，讓我有動力在護理路上一直走下去！其實常常感到很辛苦，因為要花很多時間解決病人的問題，而且不是照看單一個疾病，無法解決所有問題，又期待自己是全能的。

某一天，我接到鄭大哥送來一盒喜餅：

「惠娟啊，這個給妳。我女兒要結婚了！」

「真的啊！太棒了，恭喜你！」

在別人的需要裡，看見自己的責任，我想這不僅是鄭大哥所帶給我的啟發，也是個管師這項工作的職責；有愛，就有責任，用心去珍惜每一個自己所愛、所關心的人。

肺阻塞病人照護，個管師這樣說

當個管師除了須具備專業知識，統合、問題解決及批判思考能力，我覺得需要的人格特質是做事要積極主動、熱心助人，有良好的溝通及與他人合作的能力。

從事個管師工作以來，常面臨不同人事物的挑戰，最重要的是時時保有對護理的熱忱，誠如靜思語「凡事莫忘初心，方向準確不偏」，保持初發心，不斷精進專業，才能提供病人更優質及合適的照護品質。

肺阻塞是種不可逆的呼吸道阻塞疾病，治療目標主要是：減緩呼吸喘症狀及降低急性惡化風險，首先需戒菸、規則用藥、營養照顧、運動訓練及教育病人自我管理，才能使疾病穩定並有好的生活品質。

若因自我照顧認知不足或不配合治療，易導致反覆發作病情加速惡化而住院，也帶給病人及家屬極大的身心壓力，胸腔科跨團隊會指導病人及家屬居家照護技巧、提供所需社會資源及長照資源銜接介入，強化病人對疾病的自我管理及居家肺部復健更顯重要，以減輕病人不適症狀及家屬照顧壓力。

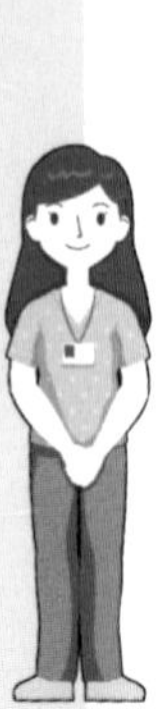

【醫療照護小辭典】

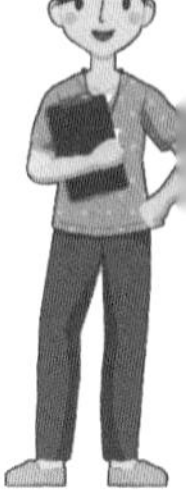

註31 個案管理師

新診斷肺阻塞病人收案後，個案管理師需收集病人基本資料，指導正確吸藥技巧，疾病及共病相關衛教，追蹤病人用藥及定期返診。依病人健康需求媒合協調跨團隊介入，適時提供病人及家屬心理支持及鼓勵，提供全人照護。評估病人治療是否符合照護標準，分析年度照護指標，於團隊會議或照護單位中，提出改善方案或改善流程，提升照護品質。

註32 肺復原中心

花蓮慈濟醫院肺復原中心，除一般氧氣設備、生理監視器外，還有高頻胸腔震動背心及負壓呼吸器，幫助病人擴張肺部擴張，清除痰液，以及固定式騎腳踏車運動訓練、手搖車，增加上下肢強度和耐力，協助呼吸訓練。

註33 插管

插管的正式名稱是「氣管內插管」，是把一根氣管內管（人工氣道）經由病人口腔或鼻腔穿過喉嚨與聲門進入氣管深處。

註34 慢性阻塞性肺病（COPD）

慢性阻塞性肺病（COPD, Chronic Obstructive Pulmonary Disease），又名「肺阻塞」，是一種反覆與持續慢性呼吸道發炎，進而造成呼吸道阻塞的疾病。肺阻塞的三大症狀是喘、咳、痰。喘、咳、痰雖看似不影響生活，但當肺功能逐漸惡化、呼吸困難，就會危及生命。

PART 4

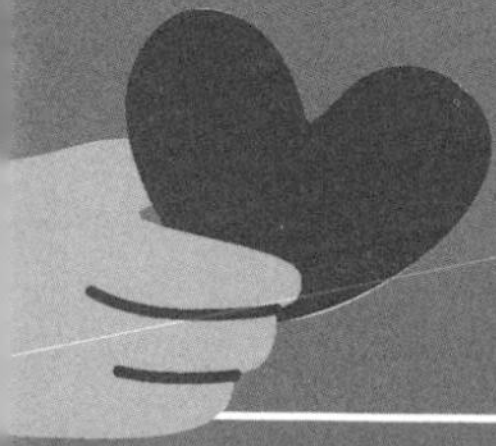

【老年】65 歲及以上

精神科 • 日間失智照護 • 緩和醫療科 • 重症加護內科 • 安寧緩和療護

12
【老年】精神科／日間失智照護——
陪他們一起度過每一天的悲憂歡喜

13
【老年】緩和醫療科／安寧緩和療護——
後來的玉蘭號：紀念慈祥的江彭玉蘭奶奶

14
【老年】重症加護內科／安寧緩和療護——
最後的陪伴

12

老年　精神科／日間失智照護

陪他們一起度過每一天的悲憂歡喜

陳巧菱
輕安居護理長

「妳今年幾歲？」我問阿嬤。

「今年十八，還沒嫁！」

「瞎會啊？！這呢笑連。（臺語：什麼？！這麼年輕。）」

對話發生的地方，是「輕安居」，一個成立二十餘年，專職照護失智症的老招牌，一個讓所有人返老還童的不可思議所在。不論是哪一種職業，一旦進入輕安居，都能再度打開時光任意門，重溫青春人生。這裡也是我工作的病房——精神科失智日間病房。

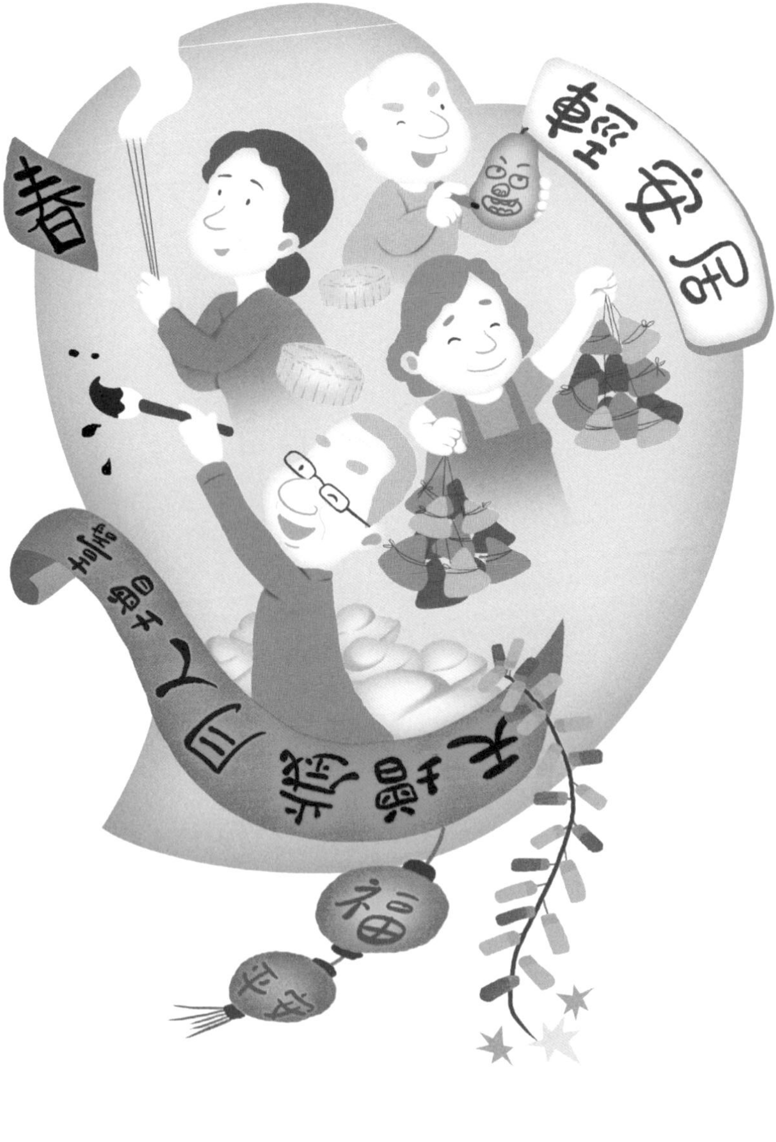
春
輕安居
福

✿ 輕安居，病人和同事都是家人

每週一至五，上午七點半到下午六點，每天有各式各樣的笑料，病房總是縈繞著歡笑聲，不絕於耳，像是一個大家庭，長者們就是我的阿公阿嬤。輕安居的護佐們資歷深厚，長者都是他們的阿哥、大姊，姨媽、阿伯。面對失智症（註35）各式各樣的記憶障礙、定向混亂、精神症狀及問題行為，護理師和護佐們總能輕鬆以對，迎刃而解。我常說：「輕安居的護理師也好，護佐（註36）也罷，都需具備十八般武藝才行喔！舉凡日常治療性活動設計，到節慶活動推陳出新，都難不倒我們護理團隊！」

猜猜看，這世上能碰到九分相像的兩個人，機率有多高？

二〇一八年春，我們和阿川伯的第一次相遇，每一個人都瞪大了眼！「超像的！」「天啊！怎麼這麼像！」「不只外表像，連說話嗓音、個性、生活態度都像！」

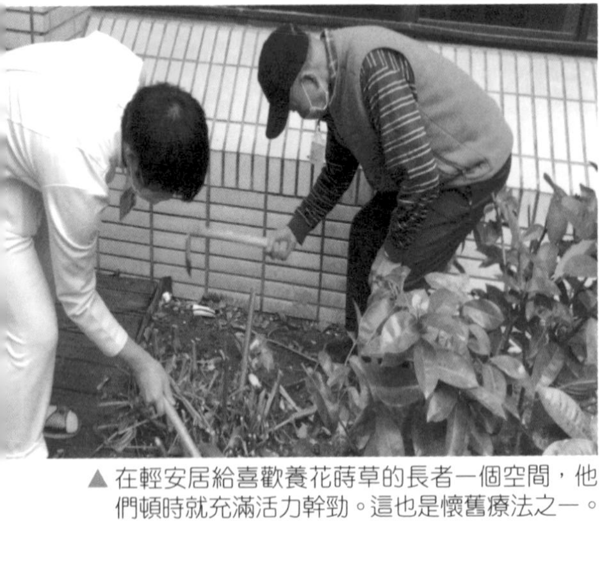

▲在輕安居給喜歡養花蒔草的長者一個空間，他們頓時就充滿活力幹勁。這也是懷舊療法之一。

阿川伯像誰呢？像我們敬愛的「張爸」。

「張爸」張德煊師伯跟「寬寬師姑」張陳烈貞師姑，從輕安居剛成立時就擔任駐點志工，每兩個月遠從高雄搭火車來花蓮做志工，陪著輕安居走過每一個階段的考驗，所以他夫妻倆可比我資深。

還記得剛轉調輕安居還不熟時，面對他倆都是畢恭畢敬地稱「師姑」、「師伯」，不如其他資深學姊、護佐阿姨那麼自在。可能同是高雄人吧，和張爸、寬寬師姑相處起來感覺特別親，隨著時間過去，被那股高雄人特有的「阿莎力」給融化了，有幾次竟不自覺的喊他們「阿公」、「阿嬤」，而張爸和寬寬師姑也待我如自己孫女一般。

想起張爸都離開我們好幾年了，寬寬師姑也因為年邁，體力無法再負荷遠從高雄舟車勞頓而來，好幾年沒到花蓮做志工，不過換成我們這些小輩定期回去探望老人家了。

看著眼前的阿川伯，就想起過去張爸陪伴關懷輕安居長者們的點點滴滴，彷彿又看到張爸為長者免費剃頭，每一顆頭經過他的手都變得十分帥氣，讓長者們拿著鏡子一看再看，百看不膩；還有，張爸很喜歡整理環境，常幫我們把輕安居整理的井井有條。

阿川伯是因為老伴過世而退化，兒子們很快發現爸爸的變化，失去原本對鄉里的熱情活力，爽朗的笑聲不見了，取而代之的是面無表情、兩眼無神，逐漸失去日常自我照顧的能力，平常人閉著眼睛也會做的事，如盥洗、穿著打扮、吃飯等基本能力已不復見，整個人一下子瘦得很嚴重。就醫後確認是「阿茲海默氏症」，失智症中的一種，兒子們非常苦惱，該如何讓父親得到好的照顧呢？就這樣，奇妙的緣分把阿川伯與我們串了起來，展開後面一連串的溫馨又好笑的故事。

✿ 讓長者獲得滿滿的安全感很重要

在入住輕安居之前，主治醫師會安排一場評估會議，請長者與家屬前來會談。我們在會談前就會敲定該位長者由哪個護理師與護佐主要照顧，會談時會一起出現。就像一出生的小鴨會把第一眼看到的對象視為媽媽一樣，輕安居的長者多半有這種認定傾向，在阿川伯身上更為明顯。而他的主護是冠婷，他總是稱她為「老闆娘」。

阿川伯在入住輕安居後，經過我們的悉心照料，體重回升，變得很健康，不再忘記「吃飯」這件事。阿川伯在輕安居獲得滿滿的安全感後，就常看到他開始在病房忙碌的身影，有時陪著我

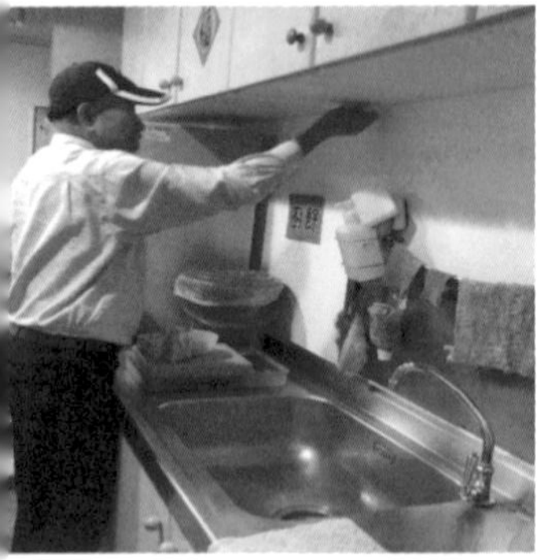

▲阿川伯重現古道熱腸，主動幫忙整理環境，保持活動力，延緩老年退化。

們一起收包包，看到我們搬桌椅也會過來湊一腳，別小看年近九十歲的阿川伯，他的手勁和腿力不輸我們年輕人。

某一天，發現喜歡在護理站和我們聊天的阿川伯不見人影，心想「糟糕！他不會是尾隨著別人離開病房了吧！」找著找著看到溫馨的一幕——阿川伯在廚房幫我們擦櫥櫃，儼然當是自己的家呀！無聲無息的，冠婷把這一幕記錄下來。阿川伯說：「這沒什麼，看它髒了就擦一擦。」活力十足的他也會到空中花園幫我們除草整理，對於過去務農的他來說，真的是小菜一碟，輕輕鬆鬆就完成了。而且他會順便教我們對大自然的愛護，也聽到很多他年輕時的故事。

✿ 日落症候群是失智常見症狀

「日落症候群」是失智症常見的行為症狀，主要是源自於環境光線不足以及生理時鐘的提醒，使長者感受到環境昏暗就是傍晚，該要回家煮飯或吃飯了，進而衍生出的行為反應。

每天找「老闆娘」說話是阿川伯日常的重要活動，「老闆娘」也是我們留住阿川伯闖門腳步的最佳利器。

每當輕安居的門打開，阿川伯便會快速向前衝，大喊「喂喂喂，不能關，我要回家，我看到那個人很像是我兒子。」好說歹說怎麼勸都無效。這一天，冠婷急中生智，假裝腳扭到，「我要跌倒了！」成功吸引阿川伯的注意力，立即轉身衝向冠婷扶她到餐廳椅子上坐，忘記要闖門了。後來用這種方式屢試不爽。（但至於別人用這一招是否也奏效，那就未必了。）

一天傍晚，阿川伯看到門打開又向前衝，護佐姊姊見狀仿效「老闆娘」的舉動，大喊：「唉唷，川伯啊，我要跌倒了！」接著緩緩倒下。這一喊確實吸引了阿川伯回頭看，不過接下來阿川伯的回應卻讓眾人笑歪了。只見阿川伯站在倒地的護佐姊姊旁邊喃喃自語：「咦？這個『大摳乀』（大胖仔）怎麼躺在這？」再跑到護理站找「老闆娘」，以他中氣十足的宏亮嗓音說著「那個『大摳乀』無緣無故躺在那，我實在沒法度，妳說是不是？老闆娘。」這時護佐姊姊只好自己起身，默默退場。眾人早在旁邊笑到肚子痛，服了阿川伯的真性情。

令我們最頭痛的事還是發生了，「老闆娘」請婚假十多天不在病房，無法再神救援了。剛開始幾天，看阿川伯失落在護理站周圍徘徊似乎在找什麼人，吃飯時也需要護佐餵飯，心不在焉；第四天和第五天拒絕來輕安居，兒子緊張來電：「我爸今天不知道怎麼了，不肯下車，怎麼辦？」

幸好透過護理師和護佐輪番到車上誘哄，費一番功夫才讓他下車進輕安居。每天日落症候群時刻一到，闖門戲碼重演，所有人都頭皮發麻、嚴陣以待。回想那幾天，幾個已下班的同事和我都會待在病房，使出渾身解數才能轉移阿川伯想闖門出去的注意力，直到兒子將他接回家後，大家才驚覺腿好痠好痛。

✿ 像排演過似的默契十足，抽血動用六個人

輕安居每年必行的一件大事，便是阿公阿嬤年度健康檢查，對我們也是一項大考驗。記得輪到阿川伯抽血時，說什麼他也不肯配合，他的力氣大，若是掙扎起來工作人員都可能有被針扎的危險，面對怕打針，但是重度認知障礙無法理解抽血健檢意義的阿川伯，第一回合，先請來兒子陪伴，和四五個護理師、護佐合力，有人抓手，有人跟他說話，報紙遮住打針部位等等，醫檢師總算抽到珍貴的三管血液，眾人吁了一口氣。

誰知，下午接到醫檢部電話：「阿公的檢體溶血喔！能不能再抽一管給我們，不然無法檢驗。」聽到這個訊息，五六個人你看我，我看你，主護決定了：「既然這樣，不能放棄！還是要完成抽血才能知道阿川伯身體的各項數值健不健康啊。」

第二回合開始。我們一共出動六個人，兩名護理師加上四名護佐。冠婷抓著阿川伯的右手，不停地和他閒聊，其他人則將他團團包圍，有人在他背後負責壓他坐著，有人負責抓左手固定下針抽血處，還有負責壓左、右腳的人，壓制他的手腳，以防扎針時被他出手腳打到。

還要有個人在他面前展開報紙，讓他眼睛讀報轉移注意力，盈珊護理師趕快找好血管。每個人就像排演過似的默契十足，把氣氛炒得熱鬧非常，等到時機成熟，盈珊護理師發話：「我要下針囉。」冠婷使了一個眼色，下針同時六個人齊聲大喊「哎唷喂啊！」冠婷緊握阿川伯另一隻手，用誇張的語調大叫著……就在這一瞬間，盈珊迅速扎針抽血，成功！

抽完血，眾人一哄而散，阿川伯也忘記剛一瞬間發生什麼事了，對著盈珊護理師拱手，讚許地說：「好！多謝，勞力！」

✿被以為是家屬的護理師

有一天阿川伯走進輕安居，護理師馬上察覺他整個人不對勁，眼神呆滯，步態歪斜不穩，懷疑會不會是中風，主護冠婷在和我交班其他長者狀況後便和兒子陪伴阿川伯去急診。等了許久不見她回來，電話連繫瞭解狀況一半時，冠婷急切的說：「阿公要做檢查了，我先陪他完成再回電給妳」。原來，去到急診不論是抽血，還是X光，連核磁共振檢查也要兒子和「老闆娘」哄著勸著才肯配合，讓旁邊的急診人員忍不住問冠婷：「妳是他的家人喔？」冠婷回答：「不是，我是他的主護，他是我照顧的阿公。」

幸好，阿川伯檢查結果一切正常。

我們常常會跟阿公阿嬤的家屬說：「不要只專注在長者失去的功能，要看重他們還存在的能力。」日常生活步驟他們會忘記，就像我們小時候在學習做事的歷程，總是會有遺漏，都是正常現象，不要把他們的錯誤放大檢視。

我們總是提醒家屬不要生氣就忍不住對長輩說：「你破病，才會這樣！」不要把失智長者貼上標籤，長者也需要被有尊嚴地對待，我們也不喜歡被貼標籤啊。

「不要認為阿公阿嬤老了，沒有用了。他們每一個人都有豐富的人生閱歷值得我們取經，都是我們的寶貝。」

我們輕安居的護理師、護佐都有貫徹這個精神。我們會把包含懷舊、吞嚥、肌力等等功能訓練，設計成遊戲，融入節慶或日常活動裡。當然，我們對長輩不會說教，都只說：「帶你們去玩好玩的！」

同仁在照顧過程中也常發現，「咦，阿公（的功能）沒有那麼差耶。」我們看到長者功能好的那一面，甚至是連家人也不知道的潛能，都會透過家庭聯絡簿讓家屬知道。

在輕安居裡過節，就是一大家子的事，是來自各路文化融合的懷舊活動。和阿公阿嬤們聊著過節的方式，驚歎長者對於節慶有著深刻的記憶，和長者討論如何過這次的節慶，長者忘記的細節由我們補起來，成就一個圓滿的節慶活動，最重要的是每一位長者才是主角。

「過端午了，我們來划龍舟！」

「中元節，要普渡了！」

「中秋節，來畫柚子！」

「普渡不是這樣拜啦……你不能買ＸＸ。」

阿公阿嬤回到熟悉的儀式，很虔敬的向神明祈禱……我們也在輕安居設一座土地公廟，讓有需要的阿公阿嬤去拜拜，他們的心靈有所寄託，得到安定力量。

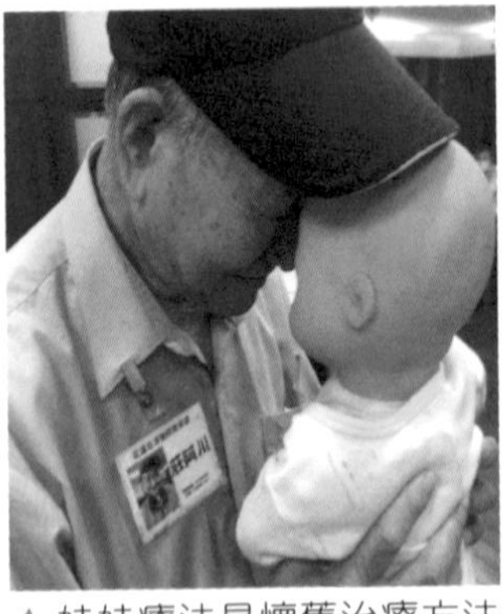

▲娃娃療法是懷舊治療方法之一，能讓長者回想起當年照顧小寶寶的經驗而顯得有活力。

✿ 藏在日常生活中的功能復健

「娃娃治療」讓長輩在照顧擬真娃娃的過程回憶起自己當年照顧孩子、孫子的情景，那種被需要的感覺。阿嬤們最喜歡抱著「金孫」玩耍，「你怎麼這麼可愛？乖，阿嬤惜惜！」有些阿嬤抱起娃娃，笑得合不攏嘴，「媽媽經」一打開就停不下來，身為媽媽的我，也樂得陪她們聊聊養兒育女的甘苦。

隨著年紀增長，阿公阿嬤的體能狀態漸漸不如以往，甚至有的長者變得愈來愈不喜歡說話，高齡九十的黃老先生就是如此。他每天搭乘醫院的交通車，由護佐接送他往返輕安居。

我們特地在室內設計一座公車站牌，以及放大版車票給阿公專用，每天固定時間在公車站牌下的等待，是他安全感的來源。黃阿公因為原本個性內斂少話，自罹患失智症後話更是少了，這使得他的吞嚥功能退化得更明顯，必須透過讀報紙、朗誦增加他說話的機會。

這一天機會來了，中午時間，阿公照例拿著「車票」來到護理站，表情生氣：「我找不到

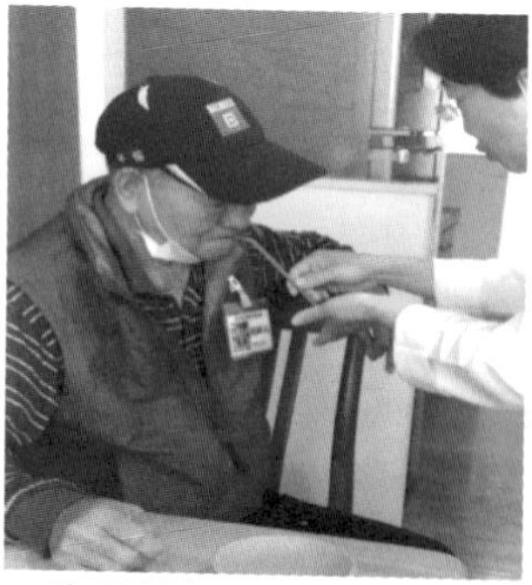

▲為了維持長者吞嚥功能，護理師和語言治療師合作，將復健訓練融入遊戲，讓長者在遊戲中完成訓練。

包包，你們把我的包包藏起來了！」阿公平日的個性溫和有禮，但找不到自己的包包讓他非常生氣，「你們怎麼可以這樣？」我反而很開心，阿公終於肯多說話了！我們開始輪流和他鬥嘴。

在鬥嘴的過程中，阿公講話變得很有力氣，而且會想出許多道理來說服我們將包包還給他。實際上，我們並非是在捉弄他，而是「不喜歡講話」讓阿公的聲帶閉合功能更退化，增加吃東西嗆咳的風險，於是採取這樣的措施來刺激他講話。最後，我們當然把包包還給阿公，帶他到「公車站牌」等專車回家。

✿讓長者安全吃飯，是一件重要的事

吃飯皇帝大，吃飯對我們而言是多麼簡單易得的事，但對於失智症長者呢？

在我的經驗裡，最擔心的事情，莫過於阿公阿嬤不吃飯。忘記怎麼吃、吃不下，甚至是忘記如何吞嚥，在不知不覺間營養不足，體重下降，身體機能日漸衰退。

為了維持長者吞嚥功能，我們和語言治療師合作，治療師將訓練活動設計成遊戲，讓長者在遊戲中完成訓練，並成功吸引他們的注意力和提升參加訓練的意願。

然而，並非每一位長者的認知功能都能配合完成這些訓練。有一位阿嬤在六、七年間退化成重度失智，如今的她已經九十歲，用餐時不知道嘴裡有食物，不知道該如何吞嚥。所以我們會餵她喝冰水、吃熱飯，透過溫度的刺激，誘發她感受口中有食物，將食物嚥下。阿嬤每一餐要花半小時以上才能讓她吃完，我們做了這麼多嘗試，花了這麼長的時間餵她，但卻沒有太大起色。

長者無法安全進食，體重下降，我們身為照顧者卻不能做什麼，只能看著生命力從指縫間流逝，是我覺得心裡最苦的時候，每星期都要測量體重，我會想，「不知道她這次要掉幾公斤！」不免有種無力回天的不捨。

對我來說，失智長者只要能維持功能，尤其是吞嚥安全，一切就值得了。

✿ 我不記得你，但是我挺你

算一算，我在輕安居照顧過的失智老人應該有百位吧，有些住一兩年，有一位甚至是輕安居成立就住到現在的阿嬤，算是我們照護上的標竿了，成功延緩了失智，從七十歲住到九十歲。

我們在照護的過程中，一次又一次發現了長者珍貴的人生價值，每一位都有很多故事，挖寶挖不完。有時會在活動當中，突然聽到一段人生的道理。我會覺得他們都像是我人生路上的導師，雖然他們可能不知道我是誰，有的只稱我「妹仔」、「小姐」，不記得我的名字。

曾經，我做錯事被主管「念」，躲起來哭一會兒，然後眼淚擦一擦再繼續工作。那位阿嬤雖然失智，她看出我臉色不對，拍拍我的肩膀，「沒關係，這在妳的人生，只是很小很小的一個挫折，不要太在意。」又有個阿嬤說：「你主管罵妳喔？不要難過。你很棒。」

她們也在默默觀察我們。還有個阿嬤很可愛，主管來巡查，她就非常認真參加活動，主管一走她就像皮球洩氣一樣放鬆下來。我問她原因，她說：「我要做給妳們主管看，讓他們看到妳們的用心，那就好。她走了，我要休息了。」你說他們失智嗎？他們其實跟一般長者都一樣。或許，更純粹，更真。

失智症是不會康復的，我們接受過精神科專業訓練，完全明瞭，而且失智一定會退化，只是程度上的快或慢，我們每天每天在做的，就是延緩失智。

曾經有人問我：「每天都面對失智長者講同樣的事、問同樣的話，你不會煩嗎？」

實際上，當然會煩，但我更害怕他們不來煩我，因為那意味著他們更退化，或著身體正發生一些威脅他們生命的變化，但是他們無法說出來，所以我寧願聽他們叨叨唸唸也好。而且只要他們開心的笑了，我們就放心，因為這代表他們的身心狀態很好。

我喜歡這份工作，是因為我和被照顧的人能有心靈上的交流，我認為這是護理過程很重要的精神糧食，而在輕安居這個充滿愛、創意所建構的環境氛圍，即使需要經常面臨各種挑戰也不會害怕，因為有整個精神科團隊作後盾。

臨床近二十年的資歷，有一半的時間是在照護失智長者之中度過的。我的病房有個很雅致的名稱「輕安居」，門口兩旁就有證嚴上人所題的祝福語——「輕膚慰大愛相為伴，安居樂感恩共一堂」。

希望在這個不大，但處處充滿愛和歡笑的空間裡，接受我們照護的阿公阿嬤們，在人生最後一段旅程，仍能保有最平穩舒適的身體狀態，有尊嚴的被愛，陪他們一起度過每一天的悲憂歡喜。

失智長者照護，護理長這樣說

我們常被問到：每天對著同一群失智長者，做著一成不變的護理工作不是很枯燥？

其實不然，護理師跟我分享，照顧長者的歷程像是在吃健達巧克力奇趣蛋一樣，每每有著不同的驚喜及挑戰，所以我們更重視的是團隊作戰策略，正所謂「團結力量大啊！」。當然，只要是護理工作，一定會有辛苦或是感到乏力的時候，一定要學習適時地休息充電、釋放壓力，定能讓你在護理這條路上繼續堅持下去。

隨著失智長者認知功能及生活自理能力下降，家屬照護負荷是逐漸累積的，因此，除了耐心照顧失智長輩以外，更重要的是照顧好自己，當遇到照顧困難、壓力負荷過重時，適度地尋求幫助或是做自己有興趣的事情，都是可以幫助自己充電、放鬆的方式，才能讓自己更有動力繼續下去。最後，現今政府極力推廣長照服務，在照顧失智長者的這條漫漫長路上，絕對不是孤身一人，一起加油！

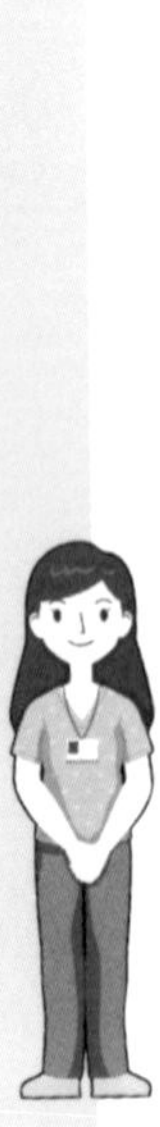

【醫療照護小辭典】

註35 失智症

失智症（Dementia）不是單一項疾病，而是一群症狀的組合（症候群），它的症狀不單純只有記憶力的減退，還會影響到其他認知功能，包括有語言能力、定向感、計算力、判斷力、抽象思考能力、注意力等各方面的功能，同時可能出現重複言行、個性改變、妄想或幻覺等，稱作行為精神症狀，這些症狀的嚴重程度足以影響其人際關係與工作能力，增加照顧負荷。

註36 護佐

護理佐理員的簡稱。護佐不需國考護理師執照，主要協助護理師進行各項簡易護理業務，但不能打針或給藥。

失智症與正常老化的區別

失智
- ★對於自己說過的話、做過的事，完全忘記。
- ★無法記住記憶測試中的物品，甚至完全忘記自己做過測試。

老化
- ★可能突然忘記某事，但事後會想起來。
- ★若做記憶測試，可能會無法完全記住測試中的物品。

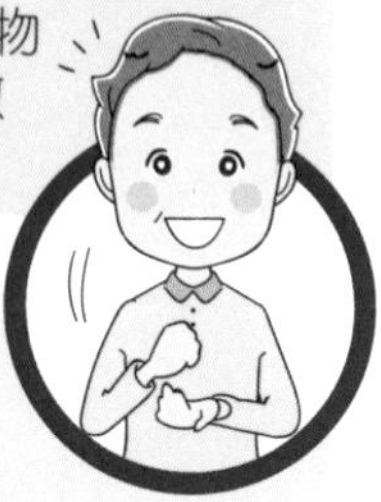

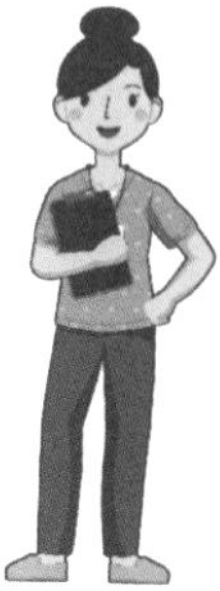

13

老年 緩和醫療科／安寧緩和療護

後來的玉蘭號：紀念慈祥的江彭玉蘭奶奶

鄧清勻
心蓮病房安寧居家護理師

「最後帶我回家，我要葬在……」

我幫十六床的伯伯拿下氧氣面罩，他吃力的擠出幾個氣音交代兒子。兒子哽咽著猛點頭，我想了一秒，為伯伯解開他的約束手套，讓兒子可以握住他水腫的雙手，那一瞬間，床邊供氧機和心律儀器的規律聲響、一切的環境音似乎都消失了，只剩下這對父子兩人之間的眼神對望……。

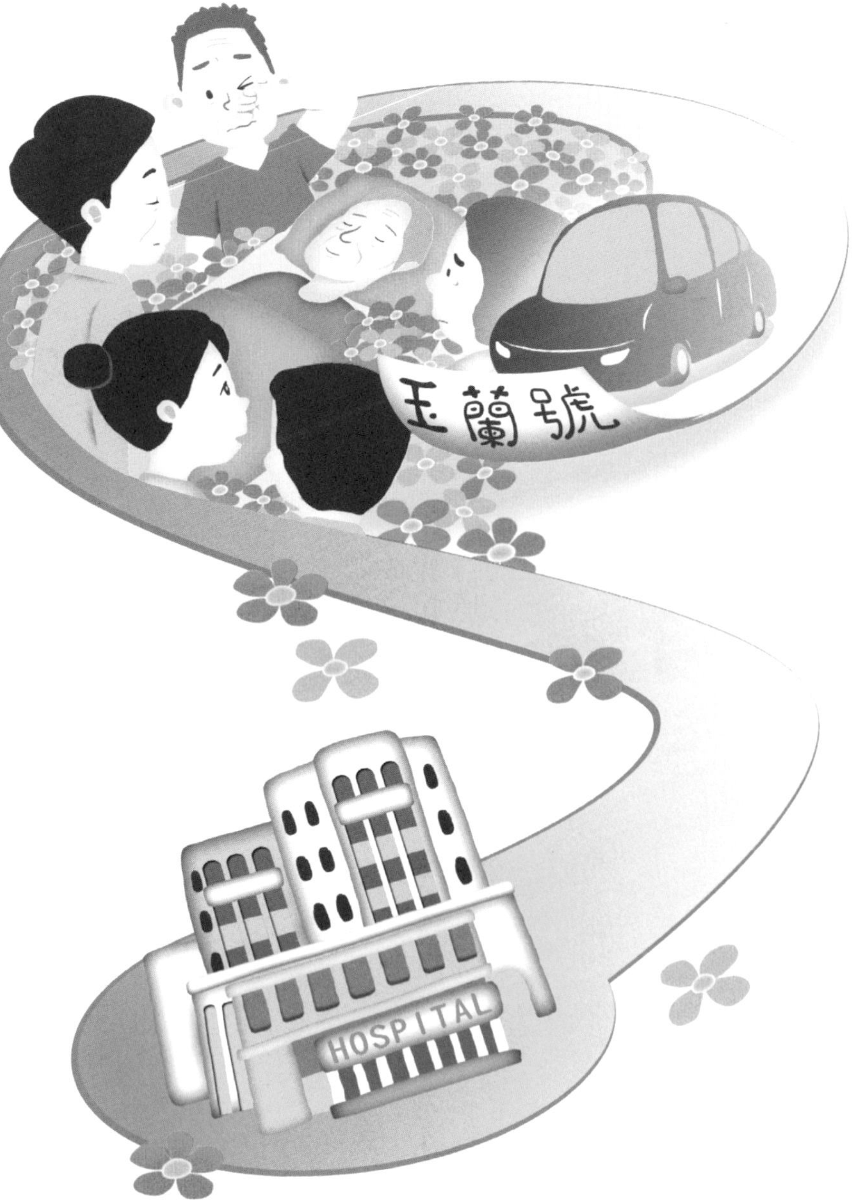
玉蘭號
HOSPITAL

✿創造最後一次的道別

我本來是一位加護病房護理師，習慣工作的環境充滿著警示聲，照顧危急重症的病人，只是隨著資歷加深，一次次見證醫療的極限抵擋不住自然法則時的「死亡」課題。十六床的伯伯，就是把我推進安寧領域的最後一位病人。他當時使用著約束帶、全身插滿維生醫療管路，雖然已戴上非侵襲性正壓呼吸器面罩，整個人還是非常喘。

伯伯的病況加劇，醫師請我們通知家屬來，一邊要我們幫伯伯抽血趕緊送檢驗科化驗，等結果一出來，醫師走出加護病房，向焦急的兒子說明：「您父親現在是嚴重敗血性休克，動脈抽血呈現呼吸性酸中毒，氧氣濃度已經低於百分之七十，必須立刻插管！」

因為伯伯已達末期症狀，醫師請家屬討論後盡快回覆決議，就繼續去巡下一床病人。伯伯也得知醫師的建議，我看到伯伯皺起眉頭，忍不住安慰了他，然後我決定對他說：「伯伯，我知道您現在很喘很不舒服，我現在叫兒子進來，我拿下面罩，您跟他說說話好嗎？」伯伯微微點頭答應。

那一次的對話之後，十六床的伯伯再也沒有清醒的時刻，那成為了他們父子之間的最後對話。我領悟到，在常規的護理工作之外，也許有一些事情是我可以多替病人做的，雖然無法改變結果，但在病人的生命過程裡有機會少一些遺憾。我決定縱身一躍，跳離加護單位的舒適圈，跳進安寧療護這個對我而言全新的領域。

✿ 見到阿蘭奶奶一家人

二〇一六年的六月，我上班的地方從協力樓的三樓外科加護病房，平移到感恩樓三樓的心蓮病房。接受安寧療護訓練之後，我成為「安寧居家」護理師，也就是走出心蓮病房，或是走出醫院到病人家服務。以前一進醫院就要八、九個小時後才會離開白色巨塔，現在是每天就要走出醫院，自己開著小車，在大花蓮地區趴趴走，不熟的地方，就靠導航帶路。

做了這份新工作約六個月的時候，記得是十二月初的一天，我趕著上午八點前進到心蓮病房裡的辦公室，坐下來開始翻閱手上的病人資料，想著今天怎麼安排行程，「上午應該可以看兩個病人，下午可以約三個病人……。」正在規畫著動線是要從遠到近還是從近到遠時，桌機電話響起，「喂，您好，這裡是心蓮病房，有什麼事嗎？」

電話那頭的聲音溫柔有禮的詢問：

「我想請問有沒有安寧居家的照護，我媽媽失智好久了，最近都沒辦法下床，吃東西容易嗆到，可以申請醫生來家裡看媽媽嗎？」

原來是女兒阿香姨，想為媽媽申請安寧居家共照，她有條不紊的接著描述：

「護理師，奶奶真的年紀大了，我們真的希望她在晚年還有尊嚴及生活品質，不想給她放鼻胃管，那看起來真的很可憐。」

阿香姨繼續說著她母親已無法辨認人、沒有理解力、需旁人餵食、吞嚥困難、大小便失禁、全身關節攣縮……

當聽到我回覆可以安排家庭訪問進行訪視評估後，她才放心的掛上電話。我進醫院的電腦系統查詢，並紀錄了奶奶的病歷資料後，將行程安排在今天的第一站。

「林醫師，早上九點半我們要收一個符合失智症末期的奶奶，家屬發現奶奶最近體力越來越虛弱，進食都會嗆，但是不想放鼻胃管，我們等一下一起看看，可能需要跟家屬討論後續餵食的技巧跟評估其他體力下降的原因……」

比起我，林煌仁醫師是經驗豐富的安寧緩和療護專科醫師，照護過不少非癌症末期的安寧病人，他回應我：

「等一下量完血壓跟聽診後，記得問一下最近的進食狀況，看奶奶都吃些什麼？」

開著醫院的居家安寧小汽車，我一邊握著方向盤行駛在綠意盎然的鄉間小道上，一邊跟林醫師討論著。

平時，我們依照各個病人的狀況彈性安排居家訪視，在狀況頻繁且變化性大的末期病人身上，我們必須準備「百寶箱」隨時因應各種狀況，血壓計、血氧機、體溫計、血糖機、化痰機、聽診器、導尿管、鼻胃管……有些先留在車上，一定會用到的就塞進我的訪視包。

離醫院不算遠，跟著導航開了大約十分鐘，看到門牌號碼了，獨棟的房子已是大門敞開。停好車時抬頭一看，差點想倒車逃跑，因為眼前有一排家屬正列隊等待著。硬著頭皮開車門下車，再打開後座門，取出我沉重的訪視包，很害羞的跟著林醫師往門前這群人走去。

✿安寧菜鳥的第七個個案

「醫師、護理師你們好，奶奶在二樓，這邊請！」我聽出來是通過電話的女兒阿香姨，從奶奶九十歲來推估，阿香姨的年紀應該比我媽媽大一點。

上了二樓，寬敞的空間讓我嚇了一跳，心裡想的是「這是飯店吧？」屋內採光明亮，環境整潔，還飄著淡淡的香味。身為安寧居家護理師（註37），除了觀察病人外，居家環境評估及病人基本清潔照護都是要審慎觀察的，因為這關乎到病人的安全及日常。

接著我和醫師開始著手身體評估檢查，奶奶無法說話，眼神也無法對焦，不知道有沒有聽到我們的問候。我輕輕鬆開她攣縮的右手，綁上壓脈帶，聽了聽呼吸音及腸蠕動，把奶奶從頭到腳看了一輪，發現奶奶肚子脹脹的。

「奶奶肚子一直這麼脹嗎？」我問阿香姨。阿香姨有點緊張，因為母親失智症，他們沒辦法知道她是否不舒服。除此之外，為了讓母親可以看到窗外的風景，所以將她的臥室設在二樓，結果要送醫院檢查變得很困難。這些問題讓家人們很苦惱。

這第一天的家訪，林醫師評估奶奶的狀況符合我們的收案條件（安寧緩和醫療健保給付的十大對象（註38）），於是我們直接告訴家屬這個好消息，並請他們簽署相關同意書後正式收案。阿蘭奶奶成為我這個安寧菜鳥的第七個個案。

✿ 腹脹原來是膀胱脹尿

針對奶奶的腹脹問題，林醫師想到我們有可攜式的居家超音波掃瞄儀，只是這種高階儀器一般不會帶出來，所以我們先教家屬怎麼腹部按摩，稍微減輕奶奶的腹脹，預約隔天再見。

隔一天，林醫師跟我帶著居家超音波掃瞄儀再次訪視。小巧的探頭在奶奶脹大的肚皮上滑來滑去，過了一會兒，林醫師很納悶，因為奶奶的膀胱非常大。我拿出導尿管導尿，阿香姨不敢看，請自己的女兒小婷來幫忙。叔伯媽嬸輩聽到要為媽媽導尿這種在醫院才發生的情節，頓時都一陣驚慌，眼下只有小婷這個孫輩可以勝任了。我看了一下，應該跟我年紀差不多吧，至少算同輩人。

小婷新兵上陣，幫我扶住奶奶另一邊的腳，讓我可以專心導尿。沒想到，驚人的事情發生了！我接好導尿管後，裝上尿袋，準備觀察流出的尿液是否有明顯的混濁感染，結果尿袋裡的刻度一節一節的上升，居然來到了一千一百五十毫升。

天呀，一般成人膀胱容積大約四百毫升的尿量，而且到一百五十就會有明顯的尿

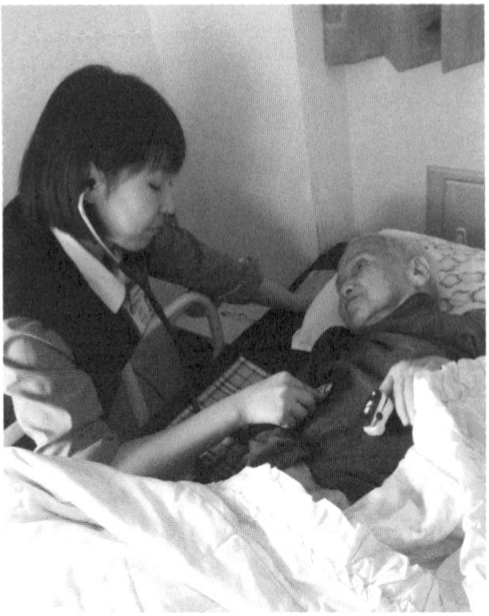

▲ 安寧居家護理師淯匀照護阿蘭奶奶。

意，奶奶怎麼能忍受這樣的積尿！答案揭曉，肚子脹的原因不是宿便，也不是脂肪，而是累積了超過一公升尿液的膀胱。尿液長期滯留，膀胱壓力過大會造成尿液回流至腎臟，導致腎水腫及腎功能下降，造成毒素累積，體力及意識會愈來愈差。在確立原因之後，真正的挑戰才要開始。

✿ 辦法是人想出來的

一般來說，嚴重的尿滯留可能需要放置一段時間的導尿管，並積極抽血追蹤腎功能及感染指數，但一旁的女兒覺得這樣媽媽會很辛苦，放著導尿管就不太能下床坐在輪椅上看電視，而且長者皮膚這麼薄，抽血挨針他們捨不得。哇，這時的我陷入天人交戰的苦思，如何能在家屬的期待、病人的舒適、適切的醫療處置下達到平衡？

我沒有直接否決家屬的意見，盤算好一會後和林醫師討論，先放置一周的導尿管觀察解尿狀況，然後一個月才抽血一次，今天先回醫院開奶奶幫助膀胱收縮的藥及抗生素，一個禮拜後再來做尿管拔除訓練。在林醫師的指導下，便依計畫進行。隔一星期，我幫奶奶拔除了導尿管，並且開始教小婷怎麼幫奶奶導尿。

「來，先告訴奶奶妳要幫她導尿，然後拿棉花棒消毒，接著放入單次導尿管。注意奶奶的反應跟尿尿顏色及量，不要擔心，我在妳旁邊陪妳做一次。」

小婷在緊張中努力嘗試。接下來的這段期間，我固定一星期到訪一次，小婷從一開始的慌忙到後來已熟悉操作，不時喊我「師父」，我們玩笑的以師徒相稱，一起合作幫奶奶導尿，小婷還一邊教我用客家話安撫奶奶。

「阿婆，itˊ haˋ，mˇ giangˊ（客語：一下子喔，不要怕。」

她一說完，緊張的氣氛一下子歡樂起來，奶奶也漸漸放鬆，有時還會微笑回應。過了幾個月，奶奶的腎功能回復正常，且不用導尿也可以順利的自行解出尿液，居然連意識也日漸清楚，甚至都可以下來坐輪椅看電視配著條了呢！

✿ 安產御守的小驚喜

五個多月的時間，隨著身為孕婦的我的肚子漸漸變大，家屬也逐漸熟悉照護方法，阿蘭奶奶的健康狀態很穩定，讓人放心，與家屬商量著居家安寧服務即將結案，我也準備要去生產了。

奶奶的家屬為了讓我放心生產及休假，竟然給了我一個小驚喜！

那天，是我最後一周的訪視，我如常的量完生命徵象後，跟小婷再次確定藥物的使用及身體評估的技巧，離開前我鼓勵他們：

「如果真的有變化，需要重新開案照護，也可以再一次訪視評估的！你們放心，我們『售後服務』很好。」

小婷聽完大笑，給我一個大大的擁抱，接著把放在房內一角的一個小紙袋給我，「這是日本求的安產御守，我們偷拍了妳照顧奶奶的時候，因為我們真的很感動。妳挺著肚子，還不時彎腰、跪地照顧奶奶。」

我接過小紙袋，拿出裡面的安產御守跟卡片，看著上面貼有奶奶微笑的卡片，努力的收起洶湧而來的眼淚，他們給了我很大的鼓舞及力量！

✿ 一年後再次收案，病情變化的挑戰

生完小孩請了一段育嬰假後，回歸工作崗位，每天出外

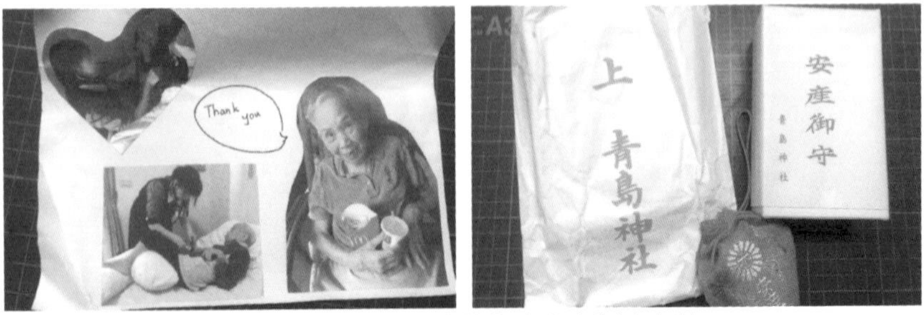

▲家屬小婷送給護理師鄧淯勻祝福順產的御守和自製小卡片。

奔波。一天，公務手機響起，是小婷的電話號碼，她語氣有點沉重的說，奶奶現在在內科病房。前幾天突然發燒、嘔吐，他們趕緊送奶奶去急診，現在連鼻胃管都放了。

心情忐忑的我結束居家訪視後，立刻回醫院，直接到內科病房探視阿蘭奶奶。一走進病房，看見病床上的奶奶虛弱無法回應，鼻胃管引流出咖啡色的液體，左手打著點滴，含抗生素的輸液。

「清勻，妳來了！」雖然一年沒見，阿香姨一樣親切的招呼我，只是眼神看得出疲憊跟擔心。奶奶住院一星期後狀態穩定出院了，但接下來長期照護及管路的問題讓家屬很困擾，他們希望我可以來家裡教她們怎麼照顧，這次事態嚴重，他們也格外擔憂。

於是，事隔一年，我們又啟動了第二次的安寧居家收案。

這次奶奶的活動力及意識已不如以往，不論我多熱情的用客家話問好，奶奶始終只給我一個困惑的眼神，無法再用簡單的言語回應我。每星期也安排我們醫院社區健康中心的「居家復能（註39）」服務，希望協助奶奶回復以往的身體機能，但仍抵不住奶奶體力日益衰退的狀況。

✿恢復健康的成就感

記得是那年快入冬的季節，阿蘭奶奶臥床時間變長了，且肺部功能漸差，出現明顯的氣喘症狀。我們租借了製氧機及化痰機到家裡，開始了複雜的照護衛教，並且增加每周的訪視次數，主要是為了安撫緊張焦慮的子女，尤其是小婷的媽媽。每次訪視，奶奶的床一定會有子女在旁，或許是他們都感覺到母親退化得更快了。他們光是發自內心擔心母親的那種孝心，我都看在眼裡，每每都很感動。

鼻腔抽吸痰液、定時拍痰、化痰、注意體溫及血壓，這些我學了好幾年的護理技術，要非醫療背景的照護者立刻學會，是需要多少的勇氣跟愛。看著都已經上了年紀的子女們，不忍心再要求他們重頭學習較複雜的護理照護技術。於是，我又帶著小婷一起承擔起艱難的任務。過去培養的默契，讓小婷很快的進入狀況，看著小婷不畏懼的學習抽痰、拍痰、無數個症狀處理，我真得很感動，也很欣慰。

果然在一段時間的努力下，隨著季節轉暖，阿蘭奶奶的狀況又穩定下來，開始偶爾會說一些話，我們都好開心！我到宅訪視的時間不需那麼頻繁，每周或隔周到訪一次即可，而且是帶著放鬆愉快的心情。記得那一天我特地帶了蛋糕及跳跳糖，跟小婷一起陪著奶奶吃下午茶，雖然奶奶無法咀嚼食物，但接了鼻胃管還是可以享受食物的味道，我們餵給奶奶少許的鮮奶油，還期待著奶奶嘴裡含到跳跳糖是不是會有驚訝感，即使奶奶只是若有似無的微笑，我們都能感受到她的欣喜。

✿召開家庭會議

只是，也許上天愛開玩笑，總是在生活中不斷的給我們挑戰，不論我們怎麼努力照護，奶奶還是面臨了感染嚴重休克的時刻。

狀況穩定一年半之後，二〇二〇年一月初，小婷發現奶奶開始莫名抽搐，用通訊軟體傳了影片給我看。影片中，奶奶的神情及抽搐狀況是之前從未發生過的，但我記得上周看奶奶時都沒有異常，上個月抽血數值也很穩定，於是盡快安排與林醫師趕過去家裡評估，發現奶奶體溫過高，痰也變多了，意識不清，林醫師當下要求抽血，盡快送回醫院檢驗找出原因，調整藥物，重點是讓奶奶先不這麼喘。

「奶奶這次看起來不是很好，抽血數值感染指數很高，而且肺部痰音重，我們先試看看盡力抽痰、拍痰，用上抗生素，看能不能好轉。」

林醫師這麼說著，狀況很不樂觀。

過了兩天，奶奶的意識還是沒恢復，抽搐的狀況以抗癲癇藥物也無法改善。女兒焦慮地問道：

「怎麼辦？奶奶一直這個樣子，要不要去醫院？可以住安寧病房嗎？」

我心裡有底，以奶奶的年紀及目前的狀況來看，可能撐不過這次感染，我也想過是否要安排住院，但是，可能去了，真的就回不了家了。

「阿姨，奶奶這次狀況不是很好，我們還是努力處理，可是，如果真的不行，你們希望她在家走還是在醫院走？」

眼前似乎被我的話震住的阿香姨想了一下，回我：

「如果真的不行，希望在自己家走。」

我與林醫師討論，希望林醫師能讓奶奶的家人瞭解病況及統一共識，於是向他們預告要召開家庭會議。隔天，我偕同林醫師一起到，孫女小婷已聯繫了奶奶所有的子女，連在國外也連線視訊。奶奶這次感染很嚴重，雖然我們已經用了抗生素，也努力抽痰了，但是現在狀況真的不樂觀。林醫師語重心長的說明著：

「接下來可能要用打針的方式止喘跟鎮靜，讓奶奶舒服一點，可是在家照顧會很辛苦喔，你們有想送醫院嗎？」

「我們只希望媽媽舒服，不要再折磨了，我們可以努力在家照顧看看，一起陪伴她最後一段……。」

聽到女兒阿香姨說出這段話，家屬都沉靜了下來，最後決議讓奶奶在家中安詳往生，不到醫院辛苦周折一趟了。

✿ 護理師必須比家屬更堅強

在召開家庭會議時，我甚至一度跳離了專業的護理師角色，陷入了不捨及緊張，也許是近年來的照顧累積了深厚的情感，心裡出現好多想法及情緒，困住了我。不過我知道，我必須比家屬更堅強！因為現在是我必須發揮安寧居家護理師的角色功能的時候了！

接下來，進入最辛苦的臨終準備；我打上了皮下針劑，教小婷怎麼注射已經抽好的止喘針及鎮靜針，每日還要更換點滴，因為奶奶已經無法消化牛奶了。我也只能心疼的看著眼眶泛紅的小婷，努力學著注射皮下針劑、更換點滴。

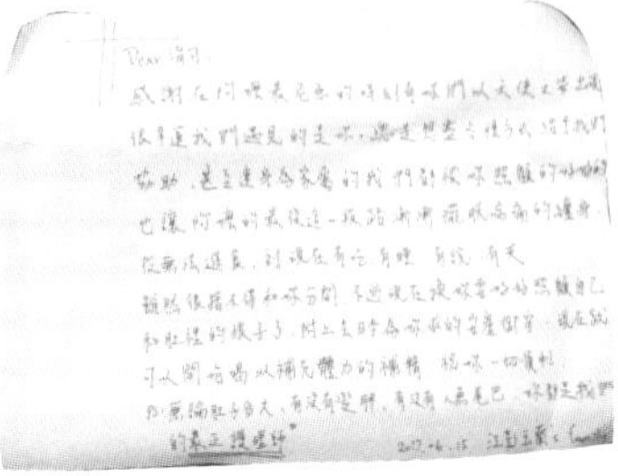

▲護理師的愛心與善行，深植在家屬心中萌芽，照亮病人溫暖家屬的心。

我早就感受到這個家庭對奶奶的愛，在接近臨終的時刻更是突顯，大家輪流排班補位陪伴在奶奶身邊，不時拭淚，堅強的收起哀傷，一起照顧奶奶。

✿ 全家人都準備好了的善終

隔了不到十天吧，我接到小婷的電話，她告訴我奶奶在家人圍繞陪伴下，安詳離世了。那天我剛好休假，安頓好孩子後，就趕到阿蘭奶奶家，希望一起送奶奶一程。我跟著小婷一起輕輕的按摩奶奶的臉頰，就像平常跟她說話、摸摸她一樣。看著她安詳的儀容，我知道奶奶功德圓滿，無病無痛，跟著佛祖去修行當仙女了。

回想三年多、將近四年的相處，從阿蘭奶奶臥床，進食量下降到可以笑著坐起來看電視，這一段過程是累積了家屬們的細心照料跟居家團隊數次的訪視，調整用藥而來。雖然我們身為安寧團隊，但並非所有的病人都能如願在家裡過完餘生，奶奶的家人完成了最後艱難的臨終準備，為奶奶的人生劃下了善終的句點。

聚散有時，終須一別，一路以來，醫療團隊不是主角，而是最完美的配角，在圍繞著奶奶的人生電影中，家屬跟圓滿的家庭才是故事最動人的地方。照護奶奶的過程中，我們秉持安寧五全的理念：全人、全家、全隊、全程、全社區，將奶奶整體症狀

▼花蓮慈濟醫院特地舉辦「玉蘭號」捐車儀式，感恩阿蘭奶奶及家人。

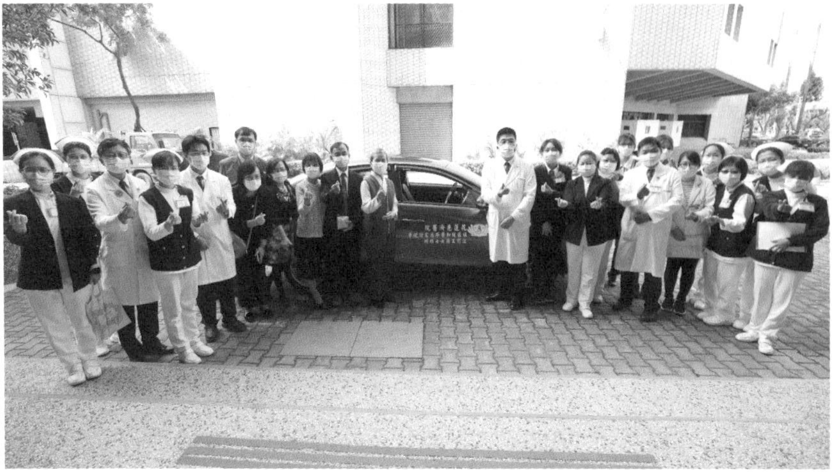

緩解，以病人為中心保有尊嚴自主的照護，同時關心家屬的心，安好照顧者的心，才能安好病人。而一路的症狀變化到協助善終在家、圓滿心願，是需要醫師，同仁們互相補位才能有完整的全隊、全程。

✿家屬放在心上的回饋

就在奶奶的告別儀式圓滿後幾日，小婷打電話給我，他們一家商量後，想要用奶奶的名義捐車給我們。因為她知道醫院的車不夠用，我常常要等別人接送，有時候還要用走路的去附近看病人。

小婷說的話讓我一陣訝異，無法立刻回應，確定腦袋清醒了，我才回她：「什麼！車子耶！不是小數目，而且你們居然還記得這些小事。」小婷繼續堅定的告訴我：「是真的啦！我們想要給你們實質的幫助，而且是要安寧居家用的喔！因為奶奶曾經讓你們這樣悉心照顧，我們希望像奶奶一樣的末期病人得到更及時的照顧，減少你們等待的時間，我們也期待看到有奶奶名字的車，穿梭在大街小巷中，服務需要的人，相信奶奶會很開心的。」

小婷他們全家人不是說說而已，是認真的！二〇二〇年四月十六日，醫院特地舉辦了「玉蘭號」捐車儀式感恩阿蘭奶奶及家人。

如今，我們將乘著玉蘭號給的愛及力量，擔起每位病人給的鼓勵與感謝，繼續服務更多的患者，圓滿他們的人生，完成我們的使命！

安寧緩和療護，居家安寧護理師這樣說

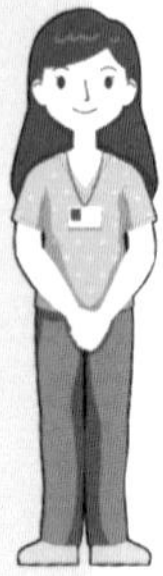

安寧緩和照護是個用心、用情至深的照護，相信安寧人一定懂！南丁格爾說過：「一流的護理人員是擁有可被信任的氣質、精確的觀察力、服務別人的心、主動學習、還有〝我願意 I will〞的使命。」

在居家，很多時候是居家護理師獨當一面處理狀況，我們必須有堅強的心、專業的學知識，還要有處變不驚的能力，讓家屬不安的心有依靠，透過基本的舒適照護，拉近與病人和家屬間的距離，建立信任與親善關係。但是請記得同時也要照顧好自己，善用團隊的力量，一個人可以走很久，但一群人可以走更遠！

照護失智的家人是非常需要耐心的，從疾病初期的記憶減退、行為改變到末期的失去生活功能、臥床、反覆感染，身邊的照顧者壓力真的相當沉重，如果又碰上失智長者不願就醫或是行動不便，更是雪上加霜。

其實，您不是一個人，讓我們一起多點鼓勵、增加長者與社會的接觸、運用資源改善居家環境、適時向外求援減輕照護重擔，共同讓失智長者更安心。

【醫療照護小辭典】

註37 安寧居家護理師

各單位轉介有安寧需求之病人，經醫師評估後符合收案條件，轉介安寧居家團隊收案追蹤，每週持續居家訪視提供照護，提供24小時電話諮詢服務。

安寧居家護理師的服務內容包含：最主要的是症狀控制，含疼痛、呼吸困難、噁心、嘔吐、腸阻塞腹脹、意識混亂等常見末期症狀之適當處置；指導家屬基本身體照顧技巧，並維持日常生活功能所需知識技能，及必要之家庭安全設備；病人與家屬心理社會諮詢與照護、靈性宗教需求之照護、善終準備、病人善終後家屬之哀傷輔導與後續追蹤。

註38 安寧緩和醫療健保給付的十大對象

全民健保自二〇一〇年將安寧療護納入給付以來，照護範圍由原有的癌症及漸凍人，新增「老年期及初老期器質性精神病態」、「其他大腦變質」、「心臟衰竭」、「慢性氣道阻塞，他處未歸類者」、「肺部其他疾病」、「慢性肝病及肝硬化」、「急性腎衰竭，未明示者」及「慢性腎衰竭及腎衰竭，未明示者」等重症末期的病人，納入安寧療護收案對象；支付的方式除原有的「安寧住院照護」、「安寧居家照護」、「安寧共同照護」外，自二〇一四年一月起更擴及基層醫療院所及社區醫院，受過安寧療護教育訓練的醫師及護理人員，也可以提供社區安寧照護的服務。

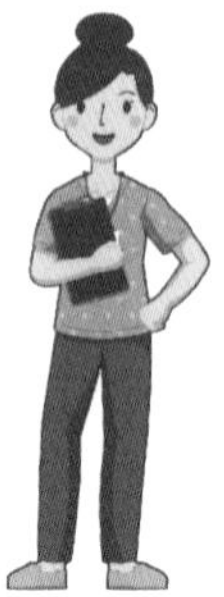

1 癌症末期病人

2 末期運動神經元病人

八大非癌疾病則是指主要診斷為下列疾病，且已進入末期狀態者

1 老年期及初老期器質性精神病態

2 其他大腦變質

3 心臟衰竭

4 慢性氣道阻塞，他處未歸類者

5 肺部其他疾病

6 慢性肝病及肝硬化

7 急性腎衰竭，未明示者

8 慢性腎衰竭及腎衰竭，未明示者

註39 居家復能

依據衛福部公告訂定「長照專業服務手冊」，針對復能照護執行人員資格，係指完成長期照顧服務人員訓練認證繼續教育及登錄辦法第3條規定訓練，取得認證證明文件之醫師（含中醫師）、職能治療人員、物理治療人員、語言治療師、護理人員、心理師、藥師、呼吸治療師等醫事人員，提供居家復能服務。

14

老年 重症加護內科／安寧緩和療護

最後的陪伴

胡雅茹
內科加護病房資深護理師

「媽，妳辛苦了，妳要放下一切，我們帶你回家。」

「不要難過，阿嬤說她這幾年過得很幸福，因為我們都很孝順……。」

伴隨家屬的哭泣聲，一如往常的離別與告別，

每一分鐘與阿嬤相處的片段快速在我腦海閃過，

我試圖讓自己不受影響，卻也忍不住悲傷。

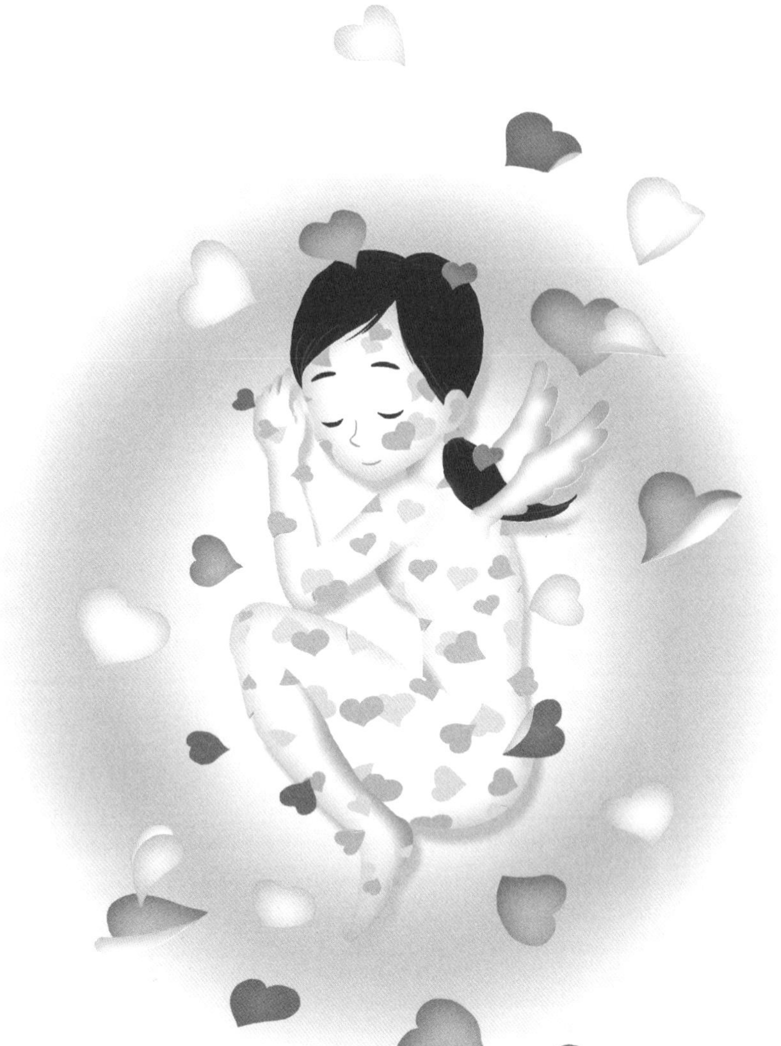

✿隨著病人起伏變化的心情

最高量的強心升壓劑，一滴滴打進這個阿嬤的體內，催動即將停止的生命，再往前奔跑吧，拖延些時間，孩子、從小長大的手足，都趕回來了。我站在門簾外，記憶飛躍到前兩天看到阿嬤拔除氣管內管，她那開心的感覺。怎麼知道，最後的時刻就這樣臨到她的面前？

懂那種心痛的感覺嗎？那種看到自己認真照顧過的病人卻即將離開人世的感覺。

有時，情緒似乎會隨著這些病人起起伏伏；為這一床的伯伯需要不停接受清創手術的悲慘命運而嘆息；為連續照顧5天的阿公脫離呼吸器而感到心情雀躍；為不想洗腎而大罵自己太太三字經的先生感到氣憤；為必須照顧中風兒子的年邁老人感到擔憂；為全身感染脫一層皮、皮與肉相連模糊的病人感到心痛……。

✿總是為最後的時刻做點什麼

「播些慈濟歌曲（註40）給她聽吧！聽說阿嬤是慈濟的環保志工。」主治醫師這麼說道。

▼加護病房一景，需要兩位護理師幫病人翻身，避免產生褥瘡。

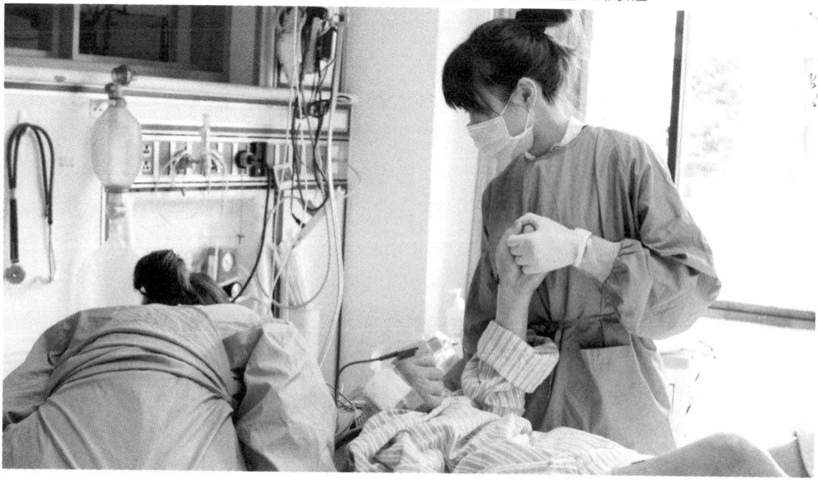

把平板電腦放在阿嬤的耳邊，音樂一遍一遍的重複播放，我總覺得她聽得見。不論是否奏效，對於阿嬤、對於家屬，甚至對我這個局外人，都有相當大的慰藉。此時協助播放音樂，不再是護理措施中冰冷的文字：「提供家屬適當關懷」，而是我們試圖連結這分愛的感覺，試圖讓自己進入這個不得不面對的臨終狀況，讓即使認為什麼都已無法改變現況的彼此，得到些許安慰。那種安慰，足以讓最愛的親人往生後，將自己拉出無止盡的悲傷，沖淡自己什麼也不能做的痛苦，以免日後想起都會日夜心痛的流淚。

似乎是說好的，在家人都來看過後，晚上九點，阿嬤開始叫不醒了。在旁陪伴的孫子，雖然看起來一臉天塌下來都無所謂的樣子，但似乎也意識到情況不對勁，開始摸著阿嬤的頭，俯在她耳邊說話。我所能做的，僅是把門簾拉上，留給他們祖孫倆一個屬於彼此的空間。「從此解脫業力，顯跡人間，去來自在」、「但願生生世世都在菩提中」，這兩句是播給阿嬤聽的慈濟歌〈生生世世都在菩提中〉裡的歌詞，自己心中也一直重複，蘊藏著我對這位老病人的祝福。

✿ 不是無情，接受善終是最好的選擇

而和病人互動間細膩的情感逐漸發酵，卻也是我自己的阿嬤，離開近一年後，所感悟到的真實。

在加護病房待得久了，看過太多死亡，看過太多家庭和病人面對死亡的各種不同方式。當聽到自己最親愛、屆齡95歲的阿嬤面臨呼吸衰竭即將插管，我想也不想的和家人討論安寧療護，也就是入住心蓮病房的選擇，我知道那最符合她的心意。

而且，我承認自己不忍看到她皺皺的、溫暖的手變得水腫冰冷；我不願看到她瘦小的身軀，承受比粗吸管還粗的氣管內管插進喉嚨；她無力的身軀只能被其他稱作護理人員的陌生人每兩個小時翻左翻右，痛苦地被抽著痰，只能雙眼無神看著病房的天花板……

是的，我不願意。

我的阿嬤在心蓮病房往生不久後，護理人員很快的通知我。幸運地，我參與了阿嬤最後一程的身體清潔，親手替她穿上她最喜愛樣式的衣服。爾後幾小時，我們在一處獨立不受打擾的小空間陪著阿嬤，那一夜的我，幾乎說盡心裡的話、流乾心裡的淚。

心蓮病房的護理人員沒說些什麼，只是溫柔而沉穩的語調，讓拿著死亡通知單雙手顫抖著的我，心情平靜不少。最後葬儀社人員領我們往助念堂的電梯方向走去之際，只見心蓮病房護理人員，身體往前朝我們鞠躬九十度的身影，那一刻的停格，在我腦海中至今依然鮮活清晰。

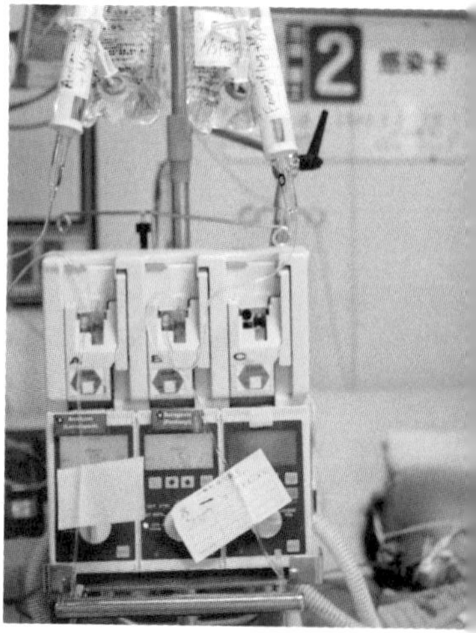
▲加護病房病人身上接著所有可能搶救生命的管路，不輕言放棄。

✿ 臨終的陪伴，足以撐過往後的悲傷

在加護病房工作，我見到了真實的人生故事，過去臨床上和病人互動的每個場景如同幻燈片閃過，而一個人的身後事被如此的看重對待，不僅是身為護理人員的價值所在，更是醫療中最純粹的愛的定義。是的，那一刻我知道自己再也不能輕看這一切；看輕這最容易被忽視，卻也是最影響身邊人一輩子的時刻。

這些臨終陪伴的時時刻刻，即便病人再也不能好轉，卻不會成為最後的句點。分分鐘陪伴的、參與的痕跡，是足夠撐起往後悲傷日子的力量。

我阿嬤往生後的這一年多以來，每當我淚流不止時，想起最後幫阿嬤親手做的每件事，我仍感激，那種愛療癒了我，可能也成為往後我療癒別人的力量。

見過許多家屬，陪著他們面臨別離的每一刻；有哭倒在地的阿姨，有站在床尾什麼話都不說的兒子；有眼睛死盯著前方而雙手緊握病人不願放開的先生；也聽著過床頭的錄影帶播放著一遍又一遍的音檔「我們明年再去看一次看日本的櫻花好嗎？」，聲音主角則是一位裝著葉克膜的叔叔，明天即將撤除不再施行維生醫療。記得他的太太每次來會客時那慌張失措、頭髮散亂的樣子，感覺她忘了好好照顧自己，只記得對病人重複說著：「你要快點好起來。」那時的我忍不住對她說：「太太，您要記得好好吃飯，照顧自己。」我忘不了她那瞬間紅了眼眶的模樣。

我寫不出動人的故事，不是故事中的主角，卻可以當個很好的閱書人，幫著病人和家屬翻頁繼續向前。

我體會到愛的深的代價，但感覺也是活著的禮贈。我不再為自己容易替病人和家屬的情境難過感到為難，不再強忍自己嚥下那豐沛的情緒。因為雖身為專業醫療人員，但我們畢竟是「人」，會心疼、會難過、會流淚，也需要時間療傷。這些情緒的力量讓我們更能融入他人的故事中。

你／妳知道嗎？最美的醫療故事每天持續發生著，只要我們用愛持續書寫下去。

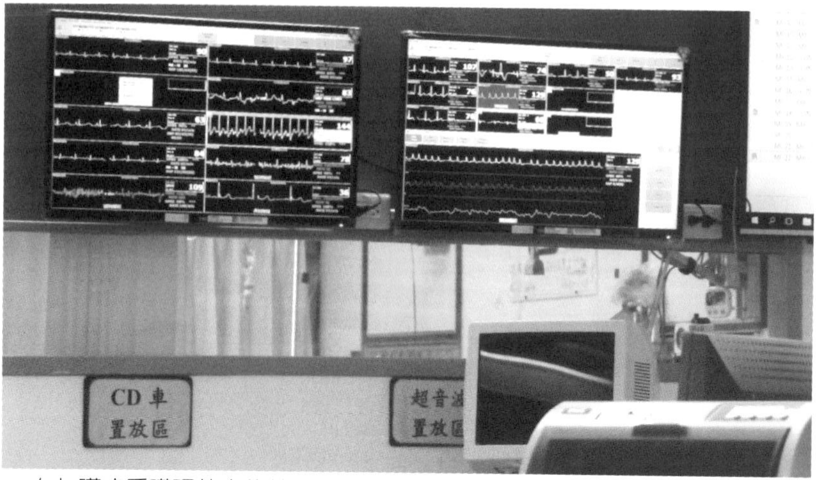

▲在加護病房護理站旁的螢幕，隨時監控重症病人的生命跡象變化。

內科加護病房照護，護理師這樣說

身為加護病房護理師，我們所面對的不外乎是性命垂危的患者和嚴重且充滿挑戰性的病況。儀器的運轉聲和警報聲響就是我們最熟悉的背景音。我們站在離死亡最近的距離，幫助患者和病魔對抗。我們和患者素昧平生，卻在他們生死垂危之際，選擇與他們並肩作戰。每多注意一次儀器上的數字波動，只要發現一點變化，就有可能挽救一條性命。

在門外焦急等候的家屬，會因為我們會客時的一句話，而扭轉一整天的心情；陷入醫療選擇困難的家屬，會因為我們的陪伴、瞭解與聯繫，更明白自己所要的選擇。面對末期患者最後一哩路，我們是引路人，面對摯親從積極救治到放手離去，內心的自責與不捨，往往能使人內疚一輩子。我相信，我們的一句話，真的能夠安住他們的心。

在加護病房門口外等待的心情，一定是焦急且充滿未知的，我們恨不得能時時刻刻陪伴在家人身旁。但由於病況危急，且多數病人身上管路和儀器設備多量且複雜，限制會客時間不僅是利於緊急時刻醫護人員作業流暢，相對也能保護病人安全。因每次入內探視的家屬多數不同，醫師需反覆進行相同的病情解釋。家屬能協助的，是統一病情解釋的窗口，或者聽到病情解釋的人，能夠主動與其他家人告知目前的狀況。家屬間有相同共識，不僅利於病人在醫療處置上的進展，也能避免無效醫療。（一位家屬要急救、另為一位希望安寧緩和，最後病人受苦）。面對疾病突如其來的變化，或放手祝福、或後續面對漫長的長期照護，隨時與醫護團隊溝通、提出疑惑及後續照護需求，醫護團隊與家屬一直是站在同一陣線上一起替病人謀取最大福利。

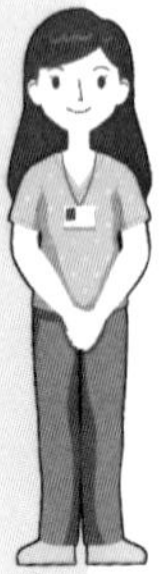

【醫療照護小辭典】

註40 慈濟歌曲

在許多慈濟活動的場合中，常播放旋律柔和的慈濟歌曲，證嚴法師曾開示，慈濟的歌曲有內涵，一方面帶動唱，一方面解說其中意義，也是淨化人心的方法。對環保志工來說，〈人人做環保〉就是耳熟能詳的慈濟歌曲之一。而〈生生世世都在菩提中〉是在離別場合中常可聽見的曲目。

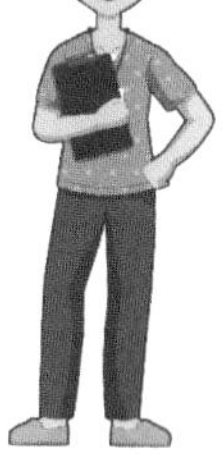

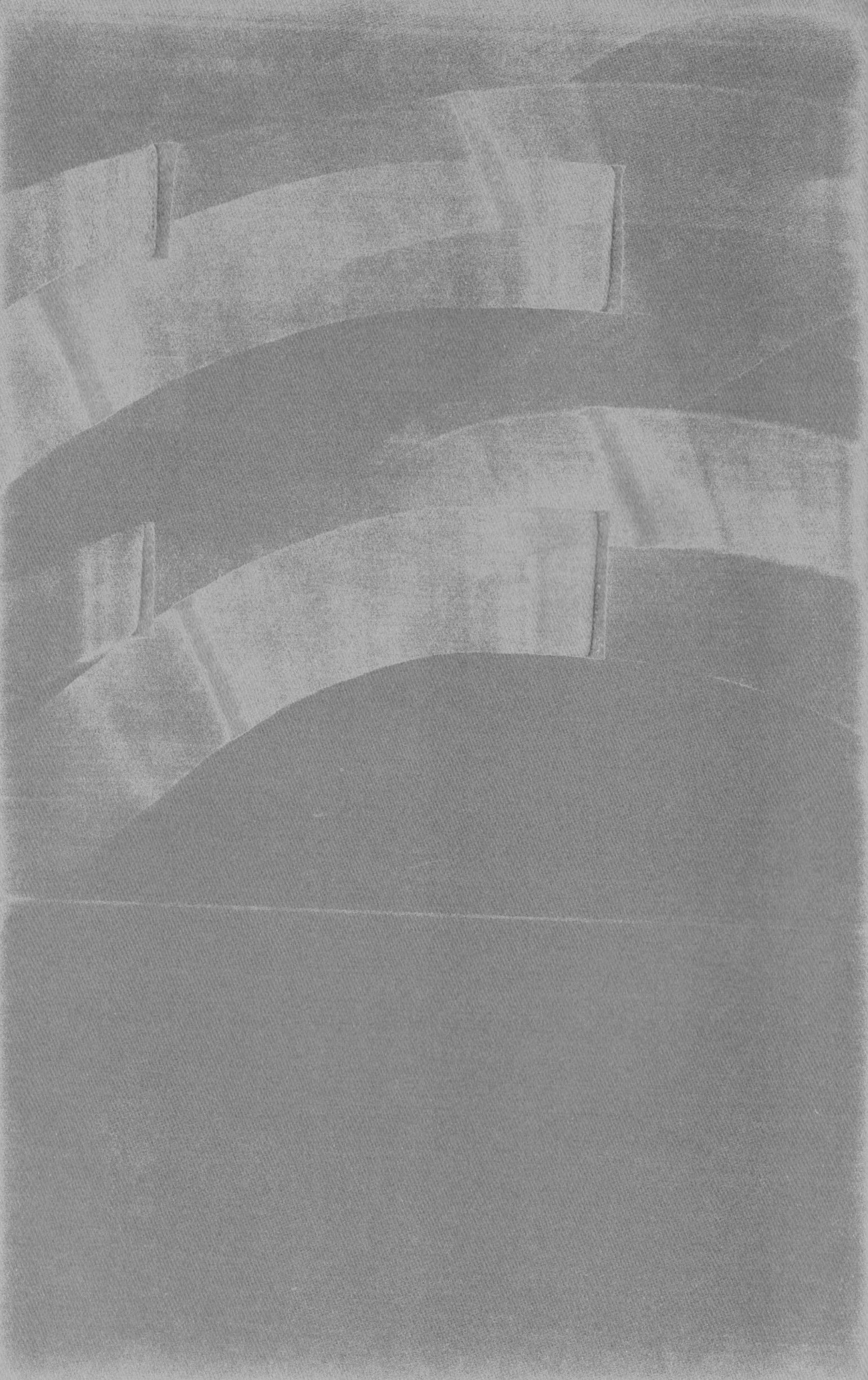

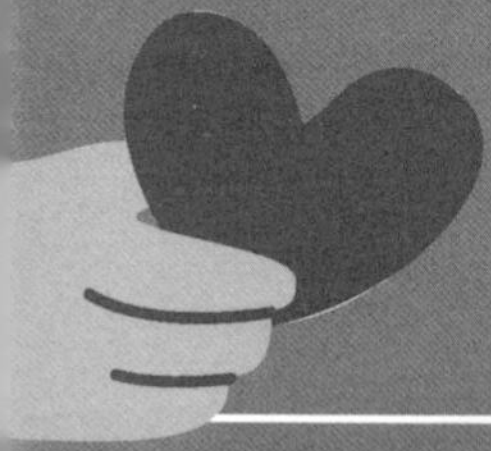

PART 5

【無常】

外科♥器官捐贈與移植

15 【無常】外科／器官捐贈與移植——完成病人與家屬最後的心願

15

完成病人與家屬最後的心願

無常 外科／器官捐贈與移植

周桂君
器官移植協調護理師

捐贈者是一個可愛的女孩，當她充滿活力的照片出現時，爸爸和媽媽淚流不止，哭得激動，他們是生命的勇者，讓女兒的生命以另一種方式延續著。

離開前，爸爸回頭對我說道：「謝謝妳一直都在，陪著我們。」

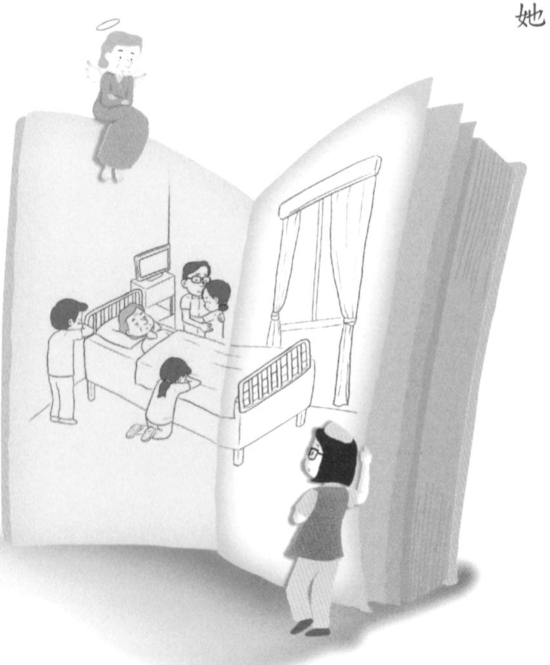

✿踏入加護病房，習慣先默謝勇者

那天，記得是晚上七點多了，手機響起，電話那頭是臺東馬偕醫院的社工，她說：「我們ICU有一位十八歲的妹妹嚴重車禍，凌晨接受腦部減壓手術，剛剛CPCR（註41），狀況不好，現在量不到血壓了，家人想幫她做器官捐贈……」電話的背景音，是重症加護病房監測生命徵象儀器的聲音，聽著聽著，我的心情很是沉重。

在混亂的電話中詢問這個妹妹目前的狀態，我告訴社工：「如果量不到血壓、心跳停止，那只能考慮往生後的組織捐贈……」話還沒說完，社工在電話那頭搶著說：「啊，心跳又回來了！」於是隔天，我搭著往南的火車與這個妹妹和她的家人相遇，這是我們的第一次碰面。

踏入加護病房，我總習慣先到病人的床邊，在心中跟她或他打聲招呼，謝謝他們的勇敢。接著開始做一位器官移植協調護理師該做的事——收集病人入院過程、診斷、手術方式、臨床檢驗報告、是否有感染的現象、CXR判讀（註42）、目前使用的藥物、以及生命徵象是否穩定，血壓、心跳、體溫、尿量……。更重要的事，是要瞭解主治醫師給予病人的治療方向，以及對家屬的病情解釋。

當時護理長及社工告訴我，等一下要召開家庭會議，再次跟家屬進行病情解釋，畢竟妹妹因車禍意外緊急送醫接受開腦手術到現在，還不到一天的時間。會議時間到了，我在旁邊靜靜的聽，看著主治醫師指著妹妹的頭部電腦斷層影像，跟爸爸、媽媽、阿姨說明並解釋為什麼即便接受腦部緊急手術也無法維持進而改善病況，雙親一邊落淚一邊聽著，一邊聽著一邊落淚。

當下，我看著電腦斷層的影像中，頭骨部位那一道因嚴重撞擊造成的深深的撕裂傷，心好痛，真的難以想像她的爸爸媽媽所承受的心痛。

✿與家屬初見面

主治醫師轉頭看到我，說：「喔，妳來了。」接著向家屬們介紹：「爸爸媽媽，她是負責器官捐贈的護理師，接下來的事情你們可以問她。」一臉嚴肅哀傷的黃爸爸向我點頭示意，黃媽媽和藹可親的臉上還掛著淚痕，笑笑的看著我說：「喔，我知道，我知道，公視有演你們對不對？劇情都是真的嗎？那齣戲很好看喔！」

就這樣開啟了我們的第一次對話。我們一起走向妹妹的病床，媽媽摸著病床上的女兒，跟妹妹介紹我，「妹妹，這個姊姊是來幫忙妳的，妳很棒要加油喔！」爸爸依舊哀傷的看著心愛的女兒。

▼抱持著將生命無常的不幸化為大愛的使命，器官移植協調護理師即使一天打上數十通電話，醫師、家屬、社工、檢察官，聯繫各不同醫院或單位，也要為捐贈者完成生命延續的願望。

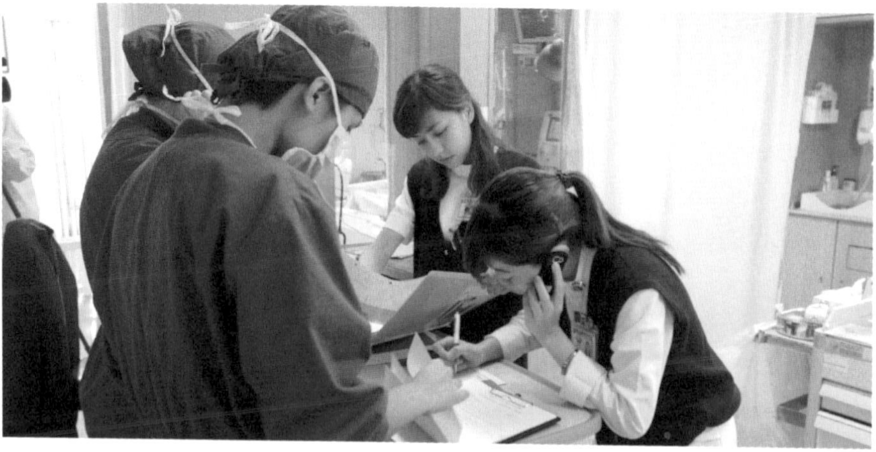

進了加護病房的會議室，我再次向他們自我介紹我的角色與工作內容，解釋器官捐贈的流程，包括需要通過兩次腦死判定（註43）以及檢察官同意，因為妹妹的腦傷是車禍意外。我也向雙親詢問是否願意讓妹妹捐贈所有可用的器官與組織遺愛人間，爸爸開始詢問一些問題，包括器官是如何配對、捐贈手術的時間以及器官捐贈的標準流程……等規則。

✿ 再等一下奇蹟好嗎？

約莫三十分鐘的會談之後，爸爸開口說：「可以不要捐了嗎？」他說出這句話讓我十分震驚，不是擔心募不到器官，而是他們本來預定要捐，難道是我說明不夠清楚、不夠周全，讓爸爸擔心，所以不想捐了？是我哪裡失職了嗎？媽媽也很驚慌：「爸爸，你怎麼了嗎？我們不是說好了要讓妹妹做好事？」

「真的沒有機會了嗎？沒有奇蹟嗎？」爸爸緩緩的接著說：「因為妹妹今天的臉色看起來比昨天好，我想說，再晚一點，再晚一點，這樣，我還能看到她……」

爸爸的捨不得，我懂，但醫學上的生命徵象判斷，我更明白。我對爸爸說明：「依據腦部電腦斷層的影像以及腦部減壓手術後到現在，妹妹的生命徵象都依賴著藥物，妹妹的呼吸依賴著呼吸器，她並沒有自主呼吸。種種跡象在臨床上我們會稱作腦幹功能喪失，奇蹟的機會非常的低，但是，爸爸如果你對器官捐贈有任何的問題或者任何的擔心，即便要進手術室了，只要你們說不捐，那一定會立刻停止捐贈。因為我們不是在意有沒有器官，我們在意的是家屬在捐贈完器官之後的安心與放心。」

聽完我的說明，爸爸改口說：「好吧，繼續吧，我沒有問題了。」

接著我們回到妹妹的病床邊，我拿出了木魚形狀的念佛機，念佛機傳出的是〈綠度母心咒〉，一首我自己很喜歡的樂曲。媽媽說：「好，好，這首好好聽。」我把念佛機放在床頭，默默地我離開，讓雙親陪在妹妹的身邊陪著她、跟她說話。

✿撐過兩次腦死判定，也要很爭氣才辦得到

告知主治醫師家人同意器捐的決定之後，便開始進行嚴峻的腦死判定。

妹妹很爭氣的通過了第一次腦死判定。接下來，我必須將妹妹所有的臨床檢驗報告鍵入「器官捐贈移植登錄中心」的網路資訊系統，進行線上器官的分配。我人在臺東，這時我的夥伴——另外一位協調護理師明蕙，則同步在花蓮慈濟醫院，我們的辦公室電腦那一端，幫我同步確認所有上傳的報告無誤，做二次檢核，才能開始一一的跟配對到器官的醫院聯繫，簡述病人狀況以及配對名單，然後做後續進手術室時間的安排。

手術時間安排，有很多的學問，除了要因應每一家醫院抵達捐贈醫院的時間、每個器官摘取後盡可能的器官保存時間，還要統整所有的問題，以便能跟預計前來摘取器官的醫師團隊進行最後確認。

而在捐贈醫院端的我，手機也是響個不停。各器官的受贈醫院來電詢問更詳細的病人狀況、目前藥物劑量、是否有更進一步的檢驗報告……很快的，距離第一次腦死判定完成的四個小時期限快要到了，要準備進行第二次的判定。

當然，預定腦判的時間、結果，我都一一的向黃爸爸、黃媽媽報告，讓他們安心、放心。腦死判定中令人煎熬的是十分鐘「無呼吸測試」，十足考驗捐贈者的各器官功能，因為二氧化碳在身體的蓄積會導致低血氧、酸血症、低血壓，甚而有心跳停止的風險，萬一挺不過，就不能捐器官了。謝謝臺東馬偕醫院加護病房的護理師、呼吸治療師，大家都聚精會神的協助，妹妹爭氣的通過了第二次腦死判定。雖然，這個判定時間，也就是妹妹的法定死亡時間。

✿法定死亡時間之後的生命延續

爸爸媽媽再次來到妹妹的床邊，媽媽告訴她：「妹妹妳好棒喔！」爸爸在旁邊，依然沒有說話，只是一直悄悄拭淚。我們拿來兩張椅子，讓他們坐在床邊好好陪她，也提醒要記得喝水、吃點東西。接著我開始告訴他們，器官線上配對的結果，妹妹可以捐贈的器官有心臟、肝臟、胰臟、兩枚腎臟、兩枚眼角膜以及皮膚，因為器官有分配到北部的醫院，考慮到路程及器官保存的時間，所以進手術室的時間預計是明天凌晨三點半。

我答應家屬一起進手術室。爾後，檢調人員抵達，社工師陪著爸爸媽媽進入會議室與檢察官進行會談。我回到妹妹的病床邊，確認生命徵象穩定，尿量排出符合標準，一邊默默地跟妹妹說：「加油喔，辛苦了，妳很棒。」沒哭，我沒哭喔！我很鎮靜的穩住自己的情緒。

接著，我再跟明蕙通電話，繼續討論一些捐贈手術前的事項，包括確認每個器官的受贈醫院以及前來的人員何時抵達，我也在心中盤算著要為一同前來的醫療團隊準備明天的早餐，因為他們預計凌晨搭著自家醫院的公務車南下，隨即便會開始進行捐贈手術。

我的手機電話一通接著一通，總是不停的響起，因為他院的協調師需要再次跟我確認明早進手術室的時間、需要準備多少器官保存液、無菌冰塊、手術器械、手術後預計搭乘幾點的飛機或火車……總之，有很多繁瑣的事情要聯絡、要處理。

經過一段時間，檢察官已完成相關檢調，並開立檢查官捐贈同意書，再與社工師討論明天捐贈手術完成後相驗的時間及地點之後，一行人便離開了醫院。爸爸、媽媽回到女兒的床邊，摸摸她，跟她說：「晚一點，小阿姨就來囉，阿姨就來看妳了。」

媽媽說，妹妹跟小阿姨感情很好，因為小阿姨把妹妹當女兒般疼愛。在床邊陪著雙親一小段時間，妹妹的狀況也穩定，便催促著他們去吃點東西、回民宿稍作休息，等小阿姨抵達再一起回來陪妹妹。接著，我將手邊的文書工作處理到一個階段後，也離開醫院去吃晚餐，到民宿休息，躺到床上已經超過十點了。

✿六組在半夜清醒著的移植團隊

睡前用手機設定了五、六個鬧鐘，深怕自己睡過頭、無法放寬心的入睡、擔心妹妹的狀況是否改變，我在繁亂的思緒中入睡，然後凌晨兩點鬧鐘聲響起，整個人驚醒，從床上跳起來。簡單梳洗過後，先趕去拿早餐，但通常這時民宿早餐還沒備好。手機倒是響了，我們醫院的器官移植中心主任李明哲醫師打來，劈頭就問：「妳在哪？我還有事要跟你確認啊。」他的聲線一點都不像是半夜凌晨時分還醒著的人，讓人有一種冷靜又穩定軍心的感覺。就是啊，我不是一個人在忙，我們有一大群人都在努力著，為了賦予逝去的生命更積極的意義！

一邊跟李醫師通話，一邊衝回醫院，先到手術室。抵達後不久，其他院的醫療人員也陸續到手術室了。李明哲醫師再次跟我確認家屬的捐贈意願以及預計捐贈的器官，我告訴他：「所有器官及眼角膜都同意捐贈，但是皮膚，爸爸最後決定不要捐，他希望妹妹能漂漂亮亮的。」講完電話，我趕緊從手術室跑回加護病房，我答應要陪著雙親的。

✿走慢一點，再走慢一點

等我到了加護病房，爸爸媽媽和阿姨已經都在妹妹身邊，護理人員也準備好可以送妹妹進手術室了。在簡單的對話後，我們一行人推著病床要從四樓的加護病房往二樓的手術室前進，面露疲憊的雙親手扶著床欄慢慢的一起往前走，走著走著，爸爸突然開口說：「走慢一點，走慢一點啦！」任誰都捨不得啊。走這一段路，格外讓人心酸。

終於進到手術室前室，各組醫療人員已經待命。爸爸突然撲到妹妹的身上，放聲大哭，媽媽嚇到，我也嚇到了。而爸爸一哭，我們所有人的鎮定和從容也瞬間崩塌，大家都跟著眼眶泛紅。

媽媽很緊張的想拉住爸爸，當下我知道我不能哭。爸爸哭著跟妹妹說完話，在媽媽的安撫下，情緒緩了緩，讓我們將妹妹推進了手術室。

✿ 生命樹的捐者菩薩，陌生人的救命者

帶著滿臉淚痕的爸爸、媽媽，坐在手術室外的椅子上休息。因為爸爸去年初才因為心臟急症接受手術，媽媽實在很擔心爸爸的身體狀況。藉著這個時間，我順勢拿出手機讓他們看照片，將醫院的「生命樹」介紹給他們：「爸爸媽媽，這是一顆菩提樹，每一片菩提葉都是一位捐贈菩薩。」我接著說：「每年十月的最後一個週六，我們會舉辦一場『器官捐贈感恩追思音樂會』，與會的是捐贈者家屬以及受贈者及其家屬，希望你們到時候能來參加，也希望妹妹的那一片菩提葉由你們親手貼上。」

雙親點頭應允，爸爸耳提面命的告訴我，「好，要記得喔，音樂會的邀請卡要記得寄給我。」

因為捐贈手術的時間預計到中午過後才會結束，阿姨陪著雙親回民宿休息，因為後續還有好多事情要處理，包括與檢調人員進行相驗、妹妹的大體運送……。好險有阿姨陪著，因為我隨時待命，要做聯繫的窗口。果然，他院回程的機位出了狀況，無法網路訂票，輾轉找到航空公司的高層人員也無法給予實際肯定的協助，只好親自跑機場一趟，到航空公司臨櫃處理器官運送機位的問題。終於，階段性捐贈手術結束，兩家醫院的人員帶著器官一路跑進機場，順利的通關搭上回程的飛機，我才鬆了口氣。

接著再回到醫院進入手術室看看目前進度，李醫師手術很順利，應該可以在中午左右完成，他提醒我：「等一下你要帶領大家跟家屬致意，還要念祝禱文。」我著實嚇到了，因為我沒念過呀。趕快找另外一位協調師賴惠鈴緊急救援，她要我別緊張，也給我了簡單的版本。

於是，我開始在心中反覆背誦，加緊練習，希望等會兒能夠莊嚴的引導。終於，完成了腹腔所有的器官摘取，李醫師耳提面命的告訴住院醫師：「傷口要繡花縫，要縫

▼ 花蓮慈濟醫院器官移植中心每年於秋季舉辦一場感恩追思音樂會，感恩每位器官捐贈者與家屬將生命之愛傳遞出去。

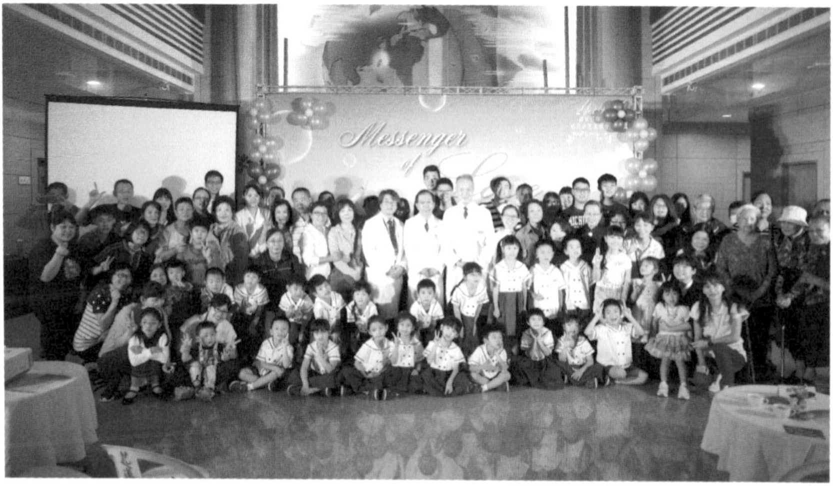

好！』李醫師非常在意捐贈者大體的傷口縫合是否完整，是否有依據著SOP標準程序執行，我們也會告知每個科別的醫師，還有他院的醫師，以表達對捐贈者最大的敬意。

✿ 虔心齊整，護理師最後能做的事

等待眼角膜摘取完成縫合後，我與手術室的護理人員拿著溫熱的濕毛巾開始將妹妹身上的優碘藥水、血漬擦拭乾淨，護理姊妹們專注認真的進行大體護理，就是要給妹妹一個乾淨莊嚴的身體。是默契嗎？不知道，但不用提醒，大家齊心一致的完成這件最後能替妹妹做的事。

所有的醫療人員陪著妹妹離開手術室，將她交給心愛的爸爸媽媽，李醫師向前表明身分，並告知雙親女兒的器官很好，也圓滿了捐贈，細列出所有捐贈的器官。雙親感動落淚的直說謝謝。接著，我開口念祝禱文：「感恩〇〇〇大德大愛捐贈，遺愛人間，前往西方極樂世界，阿彌陀佛。」

所有的醫療人員雙手合十，恭敬向妹妹的大體鞠躬。雙親激動的流著眼淚，媽媽握著我的手說：「那個念佛機可以給我嗎？我想放在佛堂陪著妹妹。」眼眶含著熱淚，我將念佛機再擦拭得乾乾淨淨的，拿給媽媽，希望陪著妹妹一起走這段路。我再次的走向爸爸的身邊拍拍他，希望能給他一點勇氣。

就這樣，雙親、阿姨帶著妹妹離開了醫院，醫護人員馬不停蹄的將這分得來不易愛的禮物往醫院的方向回程了。而我，訂了晚一點的回程火車，因為我需要一點點時間給我自己，於是我搭車到星巴克點了杯熱茶。

這天剛好也是我大兒子的生日，想了想這個捐贈過程，想了想黃爸爸、媽媽失去孩子的心情，我將心中所有的傷心失落，所有的感觸全寫在我的臉書，為此刻的心境、此時的事件留下悲傷又美麗的文字紀錄。接著，拖著疲憊的身體坐上火車，手機設了鬧鐘，明蕙也在到站前打電話來叫醒我，因為怕我一路睡到臺北。

✿ 音樂會上的勇者身影

就在距離音樂會前的一個月吧，我鼓起勇氣打電話給黃爸爸，除了邀約音樂會、確認邀請卡寄送的地址，也希望爸爸能寄給我幾張妹妹的照片，音樂會中的「勇者身影」是一個匯聚捐贈者照片的音樂影輯。電話那頭，黃爸爸淡淡的回應我：「嗯，地址沒錯，妹妹的照片我有空再寄給你。」就這樣不到一分鐘的對話，我講得很緊張，因為怕觸動爸爸的悲傷。

終於，十月底的音樂會來臨。當天看到爸爸媽媽、阿姨、表妹一起踏進會場，媽媽依舊帶著溫暖的笑容跟我打招呼，而爸爸一雙眼直鉤著我看，看得黃媽媽都笑著問他：「爸爸，你幹嘛這樣一直看著周小姐啦，你有什麼事要問她嗎？」

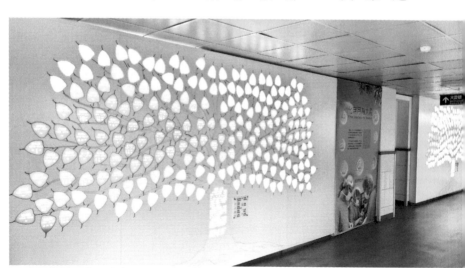

▲「生命樹」牆，讓家屬為器捐勇者貼上那片專屬的菩提葉。

爸爸開口了，他說：「我女兒有來嗎？」我知道他想瞭解妹妹器官的受贈者是否安好。我告訴他：「沒有，妹妹沒有來，但他很好。」接著，一家人坐下來欣賞音樂會的每個節目，時不時就看到雙親在拭淚，要進入「勇者身影」的影片前，我提醒了雙親等一下會有女兒的照片喔。他們十分專注的看著螢幕，當他們女兒可愛有活力的照片出現時，雙親淚流不止，哭得很激動。我何嘗不是呢。

節目表演結束在幼兒園孩子可愛的舞動聲中，大家拾起了笑容一起拍了張大合照，午餐後，我們帶著兩個捐贈者家庭，一起前往「生命樹」牆，讓他們為家人貼上那片專屬的菩提葉，也在那兒跟妹妹拍了合照。

離開前，爸爸回頭對我說了一句：「謝謝妳一直都在，陪著我們。」聽到這句話時，我真的很感動，淚水在眼眶打轉著。謝謝爸爸給我的回饋，謝謝你們的大愛、無私的意願讓生命永續，謝謝你們有感受到我給予的關懷，謝謝你們一切安好。

我們就在彼此感恩的祝福中說了再見，我相信那分感恩心、感恩情，會讓心的悲傷逐漸消弭。我日日這麼祝福著。

器官捐贈與移植，協調護理師這樣說

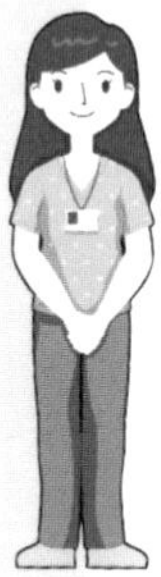

畢業後進入職場迄今的護理生涯即將屆滿25年，不諱言臨床工作真的辛苦、面對病人死亡的衝擊與壓力在擔任器官移植協調護理師的角色後，更加深刻的感受。現在的我擁有一身護理能力與專業知識，來自照護病患的學習，來自願意主動發現自己的不足，工作成就感便來自於病患、家屬以及同事間給予的肯定，才能一路走到現在。

我的母親曾經這樣告訴我「護理師就像白衣大士一樣，雖然工作辛苦，但這是一份手心向下的工作，可以對人付出、替自己與家人積福德，有福報的人才能當護士呀！」，謹記於心，也與大家共勉之。

盡自己最大的力量協助並完成病患與家屬最後的心願，兢兢業業的注意捐贈前後的每個環節，期許並堅持以一顆恭敬的心面對捐贈者、以一顆關懷的心照顧家屬。因為，器官捐贈募的是一份善心、善念，所以安住家屬的心、給予捐贈者嚴謹的醫療照護品質，是所有執行器官捐贈的護理師、醫師都應該遵循的。

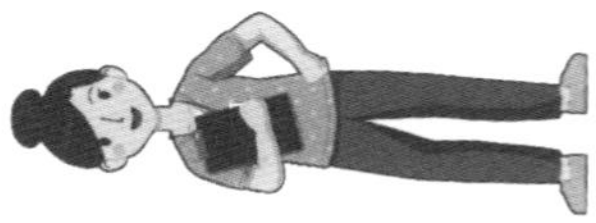

【醫療照護小辭典】

註41 CPCR

CPCR（Cardio-Pulmonary-Cerebral-Resuscitation）是「心肺腦復甦術」，是CPR急救的更新版，多了一項要留意腦部如缺氧4至6分鐘會造成腦部損傷。

急救的重要口訣為「叫叫 CABD」。

§第一個「叫」：雙手拍病人肩膀，叫喚傷患，評估意識。

§第二個「叫」：請旁人幫忙撥打119，並取得AED。同時評估傷患有無呼吸及頸動脈有無跳動。

- C（Circulation）：：如果沒有呼吸及頸動脈跳動，立刻進行30次胸部擠壓。
- A（Airway）：暢通呼吸道，一手按壓額頭部，使頭向後傾，另一手將下巴往上抬。
- B（Breath）：壓胸30下後，立刻給予2次人工呼吸。持續重複30：2循環，至有專業人員接手或是AED到達。
- D（Defibrillation）：盡早去戳電擊。

註42 CXR 判讀

Chest X-Ray，胸部X光判讀。

註43 兩次腦死判定

器官捐贈的腦死判定，依法有明確嚴謹的規定，需進行兩次腦死判定。進行腦死判定之前應至少觀察12小時以上，確定病人：

① 確實陷入深度昏迷，不能自主呼吸且須依賴人工呼吸器維持呼吸。

② 導致昏迷的原因已經確定。

③ 病人係遭受無法復原之腦部結構損壞。為避免誤判，應確定病人不是因為新陳代謝障礙、藥物中毒與低體溫所導致之昏迷。腦死判定之進行應由具有腦死判定資格之醫師兩名，及病人之原診治醫師，在具人工呼吸器及測定血液氣體等腦死判定所需設備之醫院內，依嚴謹的腦判步驟進行兩次測試。第一次腦幹功能測試通過之後，間隔至少四小時以上，再依第一次測試之規定程序再進行一次。經兩次腦幹功能測試，如果病患完全符合無腦幹反射與不能自行呼吸之條件，即宣布病患「腦死」。（https://www.organ.org.tw/）

醫療照護小辭典索引

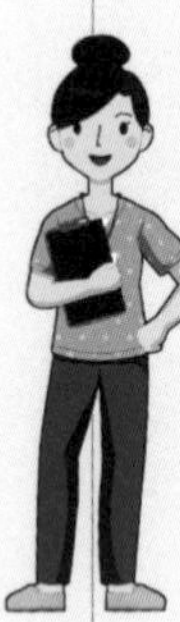

悅讀健康系列 HD3166

遇見，在生命轉折處

——從出生到臨終的護理陪伴

總 策 畫／鍾惠君
總 校 閱／王琬詳
作 者 群／花蓮慈濟醫學中心護理團隊
選　　書／林小鈴
主　　編／陳玉春
協力編輯／林子涵

協力主編／王琬詳、黃秋惠
協力採訪／吳翰有、黃秋惠

行銷經理／王維君
業務經理／羅越華
總 編 輯／林小鈴
發 行 人／何飛鵬

出　　版／原水文化
台北市民生東路二段141號8樓
電話：02-2500-7008
傳真：02-2502-7676
原水部落格：http://citeh2o.pixnet.net
發　　行／英屬蓋曼群島商家庭傳媒股份有限公司城邦分公司
台北市中山區民生東路二段141號11樓
書虫客服服務專線：02-25007718；02-25007719
24小時傳真專線：02-25001990；02-25001991
服務時間：週一至週五上午09:30-12:00；下午13:30-17:00
讀者服務信箱E-mail：service@readingclub.com.tw
劃撥帳號／19863813；戶名：書虫股份有限公司
香港發行／城邦（香港）出版集團有限公司
香港灣仔駱克道193號東超商業中心1樓
電話：852-2508-6231　傳真：852-2578-9337
電郵：hkcite@biznetvigator.com
馬新發行／城邦（馬新）出版集團【Cite（M）Sdn. Bhd.（458372U）】
11, Jalan 30D/146, Desa Tasik,
Sungai Besi, 57000 Kuala Lumpur, Malaysia.
電話：603- 90563833　傳真：603- 90562833

城邦讀書花園 www.cite.com.tw

美術設計／張曉珍
封面設計／許丁文
繪　　圖／盧宏烈
製版印刷／科億資訊科技有限公司
初　　版／2021年5月4日
定　　價／380元
ISBN 978-986-99816-9-9（平裝）

國家圖書館出版品預行編目資料

遇見，在生命轉折處─從出生到臨終的護理陪伴/花蓮慈濟醫學中心護理團隊合著. -- 初版. -- 臺北市：原水文化出版：英屬蓋曼群島商家庭傳媒股份有限公司城邦分公司發行, 2021.05
面；　公分. --（悅讀健康系列；HD3166）
ISBN 978-986-99816-9-9（平裝）

1.護理師 2.通俗作品

419.652　　110005052

感謝 佛教慈濟醫療財團法人人文傳播室、花蓮慈濟醫學中心公共傳播室 協助本書出版相關事宜。